U0205972

编委会成员（按照姓氏笔画排序）

王虎峰　　中国人民大学
李　玲　　北京大学
胡善联　　复旦大学
顾　昕　　北京大学
顾　海　　南京大学

编辑部成员

编辑部主任：顾　海
副　主　任：尤　华
编　　　辑：徐　彪　崔　楠　杨妮超　寇　云　许晓敏

南京大学卫生政策与管理研究中心 / 主办

顾　海 / 主编

中国卫生管理研究

2017 年第 1 期　　总第 2 期

RESEARCH ON
CHINESE
HEALTH MANAGEMENT　2017 NO.1, Issue 2

社会科学文献出版社
SOCIAL SCIENCES ACADEMIC PRESS (CHINA)

中国卫生管理研究

2017 年第 1 期 总第 2 期

目 录

中国卫生管理研究

2017 年第 1 期　总第 2 期

第 1~14 页

© SSAP, 2017

"健康中国"背景下公立医院发展战略的思考与实践

——基于江苏省人民医院的实践

王　虹　陈　曦[*]

摘　要： 健康中国战略上升为国家战略，其"共建共享、全民健康"的战略主题对公立医院的发展提出了新的要求。本文拟通过对健康中国战略的实施背景、具体内容进行分析，把握其中对公立医院发展的战略导向和具体要求，并结合江苏省人民医院（南京医科大学第一附属医院）"医联盛院"战略的实践，阐述公立医院如何在辐射医疗资源、完善防治康体系、覆盖全生命周期等方面助力健康中国战略的推进。

关键词： 健康中国　辐射医疗资源　防治康体系全生命周期

[*]　王虹，江苏省人民医院（南京医科大学第一附属医院）党委书记，教授，主任医师，博士生导师，电子邮箱：hongwang@medmail.com；陈曦，江苏省人民医院（南京医科大学第一附属医院）院长办公室秘书科科长，电子邮箱：chenxi@jsph.org.cn。

一 健康中国战略的实施背景

健康是促进人的全面发展的必然要求，是经济社会发展的基础条件，是民族昌盛和国家富强的重要标志，也是广大人民群众的共同追求。① 新中国成立以来，我国的卫生服务体系不断完善，基本公共卫生服务均等化水平稳步提高，公共卫生整体实力和疾病防控能力不断增强，② 人民群众的健康水平显著提高。

但我们应该清楚地认识到，中国在短短的几十年内，特别是在30多年的改革开放进程中，人口快速增长伴随工业化、城镇化、人口老龄化，加之疾病谱、生活环境和生活方式的变化，完成了西方国家需要一二百年才能完成的流行病学模式的转变。

面对多重疾病威胁并存、多种健康影响因素交织的复杂局面，我们的医药卫生领域还存在着卫生事业发展水平与群众健康需求不适宜、城乡和区域医疗卫生事业发展不平衡、医疗保障制度不健全、药品生产流通秩序不规范、医院管理体制和运行机制不完善、政府卫生投入不足、医药费用上涨过快等问题。③

鉴于此，2008年，原卫生部启动了"健康中国2020"战略，提出到2020年实现人人享有基本医疗卫生服务的重大战略目标。④ 2015年，党的十八届五中全会提出了"推进健康中国建设"的新目标，⑤ 民众普遍认为这一举措使"健康中国"上升为国家战略。在2016年8月19~20日召开的全国卫生与健康大会上，习近平总

① 《"健康中国2030"规划纲要》，2016年10月25日，新华网，http://news.xinhuanet.com/health/2016-10/25/c_1119786029.htm。
② 习近平：《把人民健康放在优先发展战略地位》，2016年8月20日，新华网，http://news.xinhuanet.com/politics/2016-08/20/c_1119425802.htm。
③ 《中共中央国务院关于深化医药卫生体制改革的意见》，2009年3月17日。
④ 陈竺：《"健康中国2020战略"研究报告》，2012。
⑤ 《中国共产党第十八届中央委员会第五次全体会议公报》，2015年10月29日，新华网，http://news.xinhuanet.com/politics/2015-10/29/c_1116983078.htm。

书记发表了重要讲话，强调"没有全民健康，就没有全面小康"，并提出"要把人民健康放在优先发展的战略地位"，① 这就明确了卫生与健康工作在战略全局中的重要地位。接下来中共中央政治局会议在 8 月 26 日审议通过了《"健康中国 2030"规划纲要》这一在未来 15 年推动健康中国战略的行动纲领。

《"健康中国 2030"规划纲要》提出了人民健康水平持续提升、主要健康危险因素得到有效控制、健康服务能力大幅提升、健康产业规模显著扩大、促进健康的制度体系更加完善等战略目标，② 对全面建成小康社会、加快推进社会主义现代化具有重大意义。

二 健康中国战略对公立医院的新要求

"共建共享、全民健康"的健康中国战略主题对公立医院发展又提出了新的要求。

（一）共建共享是建设健康中国的基本路径

这里的"共"包括供给侧和需求侧两端，社会、行业和个人三个层面。公立医院作为医疗卫生服务供给的生力军，要将医疗技术、服务更好地与群众的健康需求对接，使医疗健康服务与小康社会相协调、相适应。公立医院作为传统健康保障机构的最后关口，要将服务供给前移，在健康促进、疾病预防方面提升能力。公立医院作为卫生与健康体系的中间环节，既要强化跨行业协作，致力于形成多层次、多元化的共治格局，又要在行业内加强区域协同发展，不断完善医疗卫生服务体系。

---

① 习近平：《把人民健康放在优先发展战略地位》，2016 年 8 月 20 日，新华网，http://news.xinhuanet.com/politics/2016－08/20/c_1119425802.htm。

② 《"健康中国 2030"规划纲要》，2016 年 10 月 25 日，新华网，http://news.xinhuanet.com/health/2016－10/25/c_1119786029.htm。

（二）全民健康是建设健康中国的根本目的

实现全面健康，就要立足全人群和全生命周期。从胎儿到生命终点，在人生命的全过程中，医院都发挥着重要作用。公立医院一方面要通过提高医疗服务能力和水平、优化管理强本节用，不断促进自身发展，还要扩展服务范围、创新服务模式，大力推进医政结合、医工结合，使医疗资源在预防、康复、健康促进等领域发挥其应有的、特有的作用，为全体人民提供系统连续的健康服务，进而实现更高水平的全民健康。

三 公立医院发展战略的调整

在共建共享、全民健康战略主题的指引下，公立医院要将发展理念从专注自身向区域协同发展转变，从专注医疗向防治康一体转变，从专注卫生向融合健康产业转变。公立医院的发展战略也需随之调整。公立医院在坚持学科、人才、科教、文化等领域的提升外，还应整体制定集辐射医疗资源、完善防治康体系、覆盖全生命周期于一体的发展战略。

（一）辐射医疗资源

首先，各级各类医疗卫生机构要明确自身定位。基层医疗卫生机构要扎实开展预防、保健、医疗、康复、健康教育及计划生育技术指导六位一体的服务。县级公立医院主要承担县域居民的常见病、多发病诊疗，急危重症抢救与疑难病转诊，以及基层医疗卫生机构人员的培训指导。① 城市二级医院主要接收三级医院转诊的急

---

① 《国务院办公厅关于全面推开县级公立医院综合改革的实施意见》（国办发〔2015〕33号）。

性病恢复期患者、术后恢复期患者及危重症稳定期患者。① 大型综合公立医院在医疗上要以解决疑难危重急症为导向，开展与自身功能定位相适应的诊疗服务，不断提升医疗服务能力与水平；在教育教学上构建院校教育、继续教育、毕业后教育相衔接的终身培养体系；在科研上要建立基础研究、临床研究与应用转化于一体的科学研究体系。

在明确定位的基础上，大型综合公立医院要充分发挥技术的辐射作用和带动作用，通过对口帮扶、医联体等多种方式，促进医疗资源纵向整合，引导优质医疗资源下沉，提升基层医疗机构的服务能力，推动构建分级诊疗模式。②

（二）完善防治康体系

重治疗、轻预防、轻康复是目前公立医院普遍存在的现象。在健康中国战略"大健康"理念的指引下，各级各类公立医院要发挥好在三级预防中的不同作用。更多承担在健康体检、咨询管理、健康教育、健康促进等领域的知识传播功能和技术指导功能；与公共卫生机构加强信息共享、互联互通，建立重大疾病防控机制，推进慢性病、传染性疾病等防、治、管整体融合发展，实现医防结合；对症治疗、推广临床早期康复，防止复发转移、预防并发症和伤残等。

公立医院在医疗服务模式上也要有所突破。以"病"为单元，纵到底，加强亚专科建设，提升"单兵作战"能力；以"人"的系统、器官为主线，横到边，促进多学科融合，加强"联勤作战"实力；以"病人"为结点，为患者提供精准化、个性化的医疗服务。

---

① 《国务院办公厅关于推进分级诊疗制度建设的指导意见》（国办发〔2015〕70号）。
② 《国家卫生计生委办公厅关于印发三级综合医院医疗服务能力指南（2016 年版）的通知》（国卫办医函〔2016〕936 号）。

公立医院要引导建设健全康复医疗服务体系。疾病急性期在三级医院接受收治，医院要积极开展早期康复，避免残疾发生或减轻疾病负担；疾病稳定期转诊至二级医院或康复医院；疾病恢复期再转入基层医疗机构或返回家庭，接受基层康复服务，并积极与养老服务相融合，探索功能互补、安全便捷的医养结合模式。

（三）覆盖全生命周期

公立医院要推进医疗服务融入全健康产业。公立医院要创新机制，在提高自身能力、辐射医疗资源、完善防治康体系的基础上，加强医疗资源与以养老、旅游、互联网、健身休闲、食品为重点的相关领域的深度融合。

公立医院要推进医疗服务融入全研发流程。公立医院要以未来临床需求为导向，推动医学与工程、电子、信息、互联网等的融合，推进新项目、新技术、新产品的研发。稳步实现技术与资本、成果与市场的有效对接。

公立医院要推进医疗服务融入全生命周期。公立医院要逐步丰富和完善所提供特别是向基层提供的医疗卫生服务，提高为重点人群提供日常护理、慢性病管理、康复、健康教育和咨询、中医保健等的服务能力，如指导开展康复护理、老年护理、家庭护理、母婴护理等适应不同人群需要的专业规范的护理服务。

四 江苏省人民医院的实践

江苏省人民医院，暨南京医科大学第一附属医院、江苏省临床医学研究院、江苏省红十字医院，是江苏省综合实力最强的三级甲等综合性医院，担负着医疗、教学、科研、公益四项中心任务。2016年，医院深入研判新形势，围绕新的发展理念与改革目标，在近年来"集团化""区域协同发展"与"全产业链覆盖"等发展策略的基础上，总结既往近十年的经验，提出了"医联盛院"战略，与人才强院、科教兴院、品牌立院、文化和院共同构成了医院五大发展战略。

医联盛院战略与其他发展战略更加注重医院内在发展的不同，是医院对外拓展的全面布局，其内涵主要体现在纵向联医院、共建医联体，横向联流程、共建防治康体系，纵横结合、深度联合全产业资源、覆盖全生命周期。

（一）医联体建设

面对卫生投入总量不足、卫生资源分布不均、卫生资源利用效率不高等现实问题，社会对优质医疗资源下沉的需求十分迫切。多年来，江苏省人民医院"破墙搭桥"，突破地域限制，通过建立"实体桥""信息桥"，以"一体两翼、四轮驱动"为形式，推进医联体建设，为推动医疗卫生事业健康发展、保障和改善民生、促进社会和谐做出了积极努力。

"一体两翼"，即依托院本部综合优势，促进妇幼分院和城北分院的快速发展。妇幼分院是江苏省妇幼保健院、江苏省妇幼卫生保健中心，由江苏省人民医院实行一体化管理，2012 年通过三级甲等妇幼专科医院的评审，填补了省级空白，承担着江苏省妇女儿童医疗、保健及科教、培训等中心任务，是一所以妇幼为重点、专科特色突出的省级妇幼医疗保健机构。城北分院是江苏省人民医院与南京市第二医院合作在其院区内设立的综合院区，院本部延伸品牌、学科、技术、团队、管理和信息系统至分院，是对大型公立医院多院区、同质化运行的管理与发展的探索。

"四轮驱动"，即通过对口支援、集团化、区域协同、院府合作四种模式，加强开放合作。

1. 对口支援

对口支援可以有效统筹城乡医疗卫生事业发展，能够有效促进卫生资源合理配置，对实现人人享有基本医疗卫生服务的目标起着至关重要的作用。根据上级部门的要求，江苏省人民医院对口支援省内外医院、社区服务中心 30 余家。

在对口支援过程中，江苏省人民医院精准支援，突出重点，按需给予帮扶，建立了"送下去、接上来"双向互动和"双向对接"两种模式，提升支援的实效。"送下去、接上来"指一方面派出医疗队伍（近 5 年，共派出医疗队员近百批次约 500 人次，诊治门急诊患者逾 2 万人次）传播技术、加强管理，一方面接收基层医务人员来院长期学习和短期交流，致力于为基层培养一批合格的健康守门人。"双向对接"模式即江苏省人民医院与南京市社区卫生服务机构之间建立起的含双向转诊、技术扶持、管理辐射、联动发展等多项内容在内的全方位、连续性服务的模式，目前正在建立和完善有序的疑难复杂病例上转机制、专家到社区机构服务便民机制、康复在社区机制、基层卫技人员提升培训机制、医疗品牌输出机制等五大机制。此外，江苏省人民医院还按照"互联网＋医疗"的思路，建立了"移动远程医疗系统"，目前已开展远程会诊近 500 例。"移动远程医疗系统"的应用，打破了时间与空间的界限，解决了会诊难题，能够为患者提供高水平的救治服务。医院在对口支援方面的突出贡献，被国家卫生计生委表彰为"对口支援工作先进集体"。

2. 集团化

自 2004 年起，经省政府批准，江苏省人民医院先后与省属的 8 家医院组成江苏省人民医院集团。集团成员中有三级医院、二级医院、专科医院和康复疗养机构等，成员以品牌和技术为纽带，在医教研管理等方面开展了密切的合作。医院集团的建立，使大型公立医院的品牌优势得到充分发挥。成员优势互补，促进了内涵质量持续提升；优质资源的辐射，使基层患者就医得到实惠。而集团成员分布广泛、规模不同、功能定位不同，实现了一种院际间覆盖全生命周期的医疗模式。

3. 区域协同

区域协同的发展模式主要包括战略合作医院联盟、技术支持与网络协作三种具体形式。战略合作医院联盟成员主要为三级医院，共有 13 家，以资源共享为核心，发挥互补优势、规模效益，在医教研管等方面紧密合作、共同发展；技术支持医院主要为二级医院和基层医疗卫生机构，共有 34 家，通过推广适宜技术和项目、培养医疗技术骨干、传输管理理念与方法等手段，提升成员单位服务能力；网络协作医院以冠心病专项诊疗为抓手，与 38 家二级医院和基层医疗卫生机构开展合作。

在医疗方面，除技术输出、人才输出外，江苏省人民医院还通过建立绿色转诊通道、指派专人负责，完善成员间疑难危重急症上转机制、疾病稳定期恢复期下转机制，畅通双向转诊渠道，努力形成基层首诊、双向转诊、上下联动、急慢分治的合理就医秩序。

在教育方面，江苏省人民医院作为国家级住院医师规范化培训示范基地，优先录取成员单位学员参加培训。成员单位联合举办国家级、省级继续教育项目，提升了基层继续教育水平。江苏省人民医院还设立了管理学校，通过公开授课与日常跟班交流，加强管理能力培养，近两年共接收成员单位逾千人次的学习。

在科研方面，依托省科教兴卫工程和临床医学科技专项，构建跨学科、跨地域的专科临床协同研究网络；依托联盟医院的临床协同研究网络，加强对网络医院临床医生的技术培训、伦理培训、研究与规范培训；指导基层生物样本库建设，探索共建区域，共享样本资源库。[①]

4. 院府合作

自 2007 年起，江苏省人民医院不断探索完善更加突出优质资

---

① 《江苏省人民医院优势学科群炼成秘籍》，2016 年 3 月 25 日，健康界，http://www.cn-healthcare.com/article/20160325/content - 482140. html。

源和政府主导双重效应的"院府合作"模式，与徐州市人民政府、宿迁市人民政府、吴江市人民政府、南京市栖霞区人民政府、溧阳市人民政府合作，从强化公立医院建设、助力社会办医、探索法人治理结构、支持基层建设等多维度彰显公益性。

其中比较有代表性的为"盛泽模式"。江苏省人民医院盛泽分院创建于 2009 年，目前是三级乙等综合性医院。总体来说，盛泽模式具有五大特点。一是独特的建院模式。盛泽分院由爱国华侨唐仲英先生捐资 6000 万、省区镇共同投资完成，目前总资产达 8.5 亿元。二是独特的管理模式。江苏省人民医院、南京医科大学及省市区镇政府有关部门的相关人员组成理事会、监事会，对医院发展进行部署与决策。三是独特的运营模式。江苏省人民医院主要领导担任盛泽分院的法人代表，全权负责医院的学科技术、人才培养与医院管理，省市区卫生计生委实施行业监管，盛泽镇财政负责医院的预决算和财政补贴，医院实行理事会领导下的院长负责制，管办分离。四是独特的医院结构。医院作为三级医院，同时管理盛泽镇社区卫生服务中心，下辖 30 个社区卫生服务站和一家 138 张床位的养老院——乐龄护理院，实施临床医疗与区域公共卫生健康保健一体化管理。五是独特的发展定位。医院是南京医科大学的附属医院，是南京中医药大学翰林学院盛泽临床医学院，还是江苏省住院医师规范化培训基地、国家级住院医师规范化培训示范基地协同单位、国家级全科医师培训基地建设单位，同时定位吴江南部医疗卫生中心，负责对周边 7～8 家基层医疗机构进行技术支持。盛泽模式多元投资、管办分离、城乡结合、六位一体，理事会领导下院长负责制的运行模式得到了社会各界的高度认可，为公立医院在体制机制的改革方面进行了积极有益的探索。

（二）防治康体系建设

江苏省人民医院积极推进医防结合。除有目的、有计划、有系统地开展门诊健康教育、临床健康教育外，还定期组织专家，走进社区、走进农村、走进学校、走进军营、走进灾区、走进企业、走进媒体，多渠道、多形式地开展健康教育。打造国家级健康管理旗舰单位，通过高品质的健康检查，及早发现疾病初期（亚临床型）患者，并使之得到及时合理的治疗；强化慢性病重点人群的筛查和早期发现，积极参与国家"脑卒中二级预防规范化管理临床实践"等项目，对基层医疗卫生机构进行重点慢病筛查相关技术的培训和质控；与公共卫生机构联合开展预防艾滋病、梅毒和乙肝母婴传播，乳腺癌筛查等项目并建立绿色诊疗通道；严格疫情报告，准确做好各类传染病病例的审核、上报工作，作为国家级流感监测哨点医院，扎实开展流感样病的检测；针对重点传染病及食源性疾病，开设发热门诊、腹痛门诊，密切关注就诊病例。重点发展临床早期康复，广泛深入相关临床科室，充分发挥临床早期康复对促进健康和提高效率的积极作用；通过建立脑卒中绿色通道，开展术后快速康复（ERAS）、住院患者静脉血栓防治（VTE）等项目，提高诊疗效率，预防并发症发生；建立无喉之家、肾友会等十余个形式多样的病友会，团结患者共促健康。

创新诊疗模式。以器官或疾病为中心，深入开展多学科融合，建立了胰腺中心、内镜中心、冠脉中心等一批诊疗中心，建设了胃肿瘤、前列腺癌等多个中西医结合诊疗平台、联合门诊和专病门诊。在创新诊疗模式的同时，积极建立康复医疗服务体系。除在院内推进临床早期康复外，医院还发挥康复医学中心和综合学科的优势力量，加强对康复专科医院、二级医院和社区医院的技术支持，完善康复医学体系，健全治疗—康复—长期护理服务链。其中医院与栖霞区人民政府合作共建的"栖霞模式"得到了社会广泛关注。

2013 年，江苏省人民医院与南京市栖霞区人民政府实施"院府合作"，按照"保基本、强基层、建机制"的医改要求，瞄准基层医疗机构服务能力建设，在医疗规划、基层医务人员培训、专家下基层坐诊和畅通双向转诊等方面开展了一系列合作。自2014年8月起，双方在原有的院府合作基础上，依托医院全国排名第一的康复医学专业，共同建设三期四级康复医疗服务体系（即疾病急性期、稳定期、恢复期对应在三级综合医院、二级医院或康复医院、社区卫生服务机构或家庭接受康复医疗服务），并借助基于互联网技术的虚拟康复服务网络的串联，将慢病管理、居家养老、医养融合等功能进行延伸与整合，编织防、治、康、医、养、管、居七位一体的健康网。一方面，栖霞模式强调"府为主导"，突出政府保障民生的主体责任。由区政府牵头，依托区域公立医院平台，向大型公立医院购买服务，开展医疗、教学、科研全面合作；政府强化对"院府合作"的整体规划和制度性安排；畅通审批渠道，打破合作医院医生到栖霞多点执业的行政壁垒；在涉及利益分配等关键方面，按专家在原单位薪酬待遇邀请其至栖霞工作，差额部分政府托底，为百姓埋单，更好地体现了基层医疗的公益属性。另一方面，栖霞模式强调"院为载体"，突出医院提供医疗服务的载体作用。江苏省人民医院全权负责合作医院特别是代建科室和康复院区的业务管理，展开"防治康、医教研"全面合作；通过资源共享、人才下沉等传统手段和借助物联网、互联网融合的现代手段，促进优质医疗资源超常规辐射。在目标明确化、设置标准化、建设体系化、帮扶精准化、培训系统化、培养定向化、学习常态化的指引下，经过院府双方共同努力，栖霞区医院于2016年顺利通过二级甲等医院评审，托管学科服务能力和水平大幅提高，以点带面推动医院全面发展。医疗服务的同质化促进了"基层首诊、分级诊疗、双向转诊"诊疗秩序的逐渐形成，栖霞区群众首选本地医院就医的比重超过60%，2015年手术人次、出院人次分别较上年增长31%和51%。康复院区发展迅速，所有床位满负荷运转，月平均出院患者超过50人，患者平均住院日不足20天，药占比低于20%，已成为栖霞区医院康复医疗问题解决中心、栖霞区康复技术指导中心、社区康复人力资源培训中心、O2O线下康复咨询中心、康复人力资源社区辐射中心。栖霞模式坚持问题导向、精准帮扶、以人为本，目标明确，构建了以三期四级为特色、防治康于一体的区域性医疗体系，可实践、可复制、可推广，形成了政府促民生、群众享实惠、医院共发展、社会得满意的四赢局面。

（三）全生命周期覆盖

江苏省人民医院在医联体建设和防治康体系建设的基础上，不断加强与各方的合作，探索覆盖疾病预防、健康体检、亚健康干预、疾病筛查、医疗、康复等健康环节的健康服务业发展模式。

与台湾慈济基金会合作建立苏州健康促进中心，致力于群众健康体检与健康促进；与钟山学院合作建立教育、培训、研究、康复、养老五位一体的钟山老年康复医院；与爱德基金会合作兴办爱德仁谷护理院，满足老年人的康复、护理和医疗服务需求。

推动医工结合，推进科技成果应用与转化。强调规划引导、政策支持和项目推进，为科技成果应用转化创造良好的环境条件。医院制定《职工发明创造和知识产权归属试行办法》，组成知识产权小组，形成会审制度，根据专利基金、个人课题和个人在专利中所占比例来分配专利转让时产生的经济效益，大大强化了保护知识产权的理念；制定《关于科技人员创办科技型企业若干意见》，科技人员可以在获得许可的前提下，以职务技术成果来创办或者与第三方机构合作创办企业，而医院在科技人员创办或者与第三方机构合作创办的企业中是不持有股份的，只是适当收取职务技术成果许可使用费，此举大力推动了科技创新、创业、创优，引导科技人员树立了强烈的成果转化意识和科技创业意识，自觉走产、学、研、用结合之路。深化江苏省临床医学研究院科研创新、应用转化和产品化产业化三位一体、深度整合的架构体系建设。推进科技成果产品化、产业化项目进程，建立江宁科技创业园、建设产业化项目孵化基地、技术创新战略联盟等；建立专门的医工结合的医疗器械、产品与技术研发评价中心，推进新项目、新技术、新产品的研发；引进国外先进运作模式，设立创新产品、产业转化专项基金，择优孵化、引导、支持、转化创新产品与创新产业。

五　结语

展望未来，保持中高速增长的经济将为维护人民健康打下坚实的基础，消费结构的升级将为健康服务的发展创造更为广阔的空间，科技创新将为健康水平的提高提供有力的支撑，制度的不断成熟将为健康领域的可持续发展构建起强大屏障，这些都为健康中国的宏伟蓝图转化成美好现实创造了良好条件。

公立医院要紧密围绕健康中国战略的目标，对自身发展战略适时调整、科学制定、贯彻落实、不断检验。要坚持公益当先，履行救死扶伤职能，加强内涵建设，提高服务能力与水平；要加强健康教育与健康促进建设，为人民群众提供防治策略；要发挥技术优势，积极参与慢病防控；要推进分级诊疗制度建设，辐射优质医疗资源，提高基层医疗机构服务能力；要探索预防康复诊疗新模式，向防治康一体化转变；要加强人才培养建设，建立人才培养体系，带动基层人才队伍发展。公立医院在健康中国的道路上一定大有可为。

（责任编辑：郭锡超）

中国卫生管理研究

2017 年第 1 期 总第 2 期

第 15～34 页

© SSAP，2017

三级公立医院药品零差率后的药学
事业发展策略研究[*]

彭宇竹^{**}

摘　要： 随着临床药学事业的发展进步和我国城市公立医院综合改革的稳步推进，公立医院药品零差率全面实施，三级公立医院药学事业面临由利益中心转变为成本中心，学科前景不明、处境困难的巨大挑战。本文以南京某大型三甲医院为例，分析药品零差率实施前后的医院运营状况和学科转型方式。以建立医企合作一体化药品集中采供管护新模式为探索，加快医院药学部角色定位与职能转变，加强人才培养，完善配套政策，提升药学专业服务价值，促进药学事业内涵深化，增强学科专业实力，实现药学事业的成功转型。

关键词： 公立医院综合改革　药品零差率　药学事业发展

---

* 本文得到"南京市 2015 年科技发展计划（软科学研究）"（项目号：201501034）的资助。

** 彭宇竹，南京大学医学院附属鼓楼医院党委书记，主任医师，教授，博士生导师，电子邮箱：pyz1131@ 163. com。

一 药品零差率与医院药学事业发展现状

（一）公立医院综合医改全面启动

新中国成立后，我国卫生事业不断取得较大成就。在实施改革开放后的 1985 年，我国医疗卫生系统也开始了改革的历程。当时医改的核心思路是：放权让利，扩大医院自主权。政府态度是：给政策不给钱。医院可通过药品加价 15%，来弥补政府投入的不足。至此，中国公立医院以药养医的格局逐步形成。①

但第一轮医改并未充分满足人民群众方便、优质、高效、均等就医的要求，而由药品加成政策所导致的"以药养医、以药补医"的问题却十分严重。② 医院和医生通过"开大处方"、"多用药"和"用贵药"等手段来获取经济利益，药价越高，加成额度越大，获利越多。这不但加重了患者的经济负担，而且影响公众身体健康，由此造成的药品安全问题越来越多。

为了破除"以药养医"的局面，2009 年 3 月 17 日，《中共中央、国务院关于深化医药卫生体制改革的意见（中发〔2009〕6 号）》（以下简称"新医改意见"）发布。国务院根据新医改意见发布了《医药卫生体制改革近期重点实施方案（2009—2011 年）》（以下简称"实施方案"）。新医改首次系统地提出建立国家基本医疗卫生制度基本框架，明确提出建立和完善"四梁八柱"的具体内容和主要政策措施。为了加强改革的可操作性，实施方案以基本医疗保障、基本药物制度实施、基层医疗卫生体系建设、公共卫生均

---

① 卫生部：《关于卫生工作改革若干政策问题的报告》，1985；卫生部、财政部、人事部、国家物价局、国家税务局：《关于扩大医疗卫生服务有关问题的意见》，1988。

② 国务院发展研究中心课题组：《对中国医疗卫生体制改革的评价与建议（概要与重点）》，《中国发展评论》（增刊）2005 年第 1 期。

等化和公立医院改革试点作为重点内容。新医改实施以来，除公立医院改革成效不明显外，其余四项改革都卓有成效。①

（二）药品零差率政策实施现状

公立医院改革一直是新医改的难点。新医改意见在指导思想中就将解决"以药养医、以药补医"的问题列为公立医院改革重点，在八项机制的"运行机制"中，具体指出要推行补偿机制改革，真正落实医院政府补助政策，实现药品零差率，探索医药分开的科学有效形式。②

药品零差率政策首先从基层医疗卫生机构开始实施，由国家制定基本药物目录和零售指导价。以省为单位，公开招标采购，统一配送及定价。由政府举办的基层医疗卫生机构全部配备和使用基本药物，并实行零差率销售。当地财政根据医院的收支给予相应补助。③

从 2012 年起，部分地区省、市三级医院开始试点药品零差率政策。④ 改革内容为"一减二调一补"：减少药品费用；调整医疗服务价格，适当提高诊疗服务价格；调整医保政策，基本医疗保险按调整后的医药价格执行；加大对医院的财政补助。

面对药品零差率政策实施后"收入来源减少"的事实，许多公立医院积极寻找出路，通过改变经营策略弥补减少的药品收入。成功的经验包括以下两点。（1）逐步提高现有医疗服务价格。改革医疗服务价格制度与体系，提高医疗收入中技术所占比例，调整医疗

---

① 李玲、陈秋霖：《理性评估中国医改三年成效》，《卫生经济研究》2012 年第 5 期，第 7～12 页。

② 李克强：《不断深化医改，推动建立符合国情惠及全民的医药卫生体制》，《求是》2011 年第 22 期，第 3～10 页．

③ 于润吉：《药品加成率不该这么降》，《中国医院院长》2006 年第 13 期，第 9 页。

④ 刘鹏程、吕笑冬：《药品零差率下县级公立医院改革的 SWOT 分析》，《中国卫生事业管理》2015 年第 1 期，第 31～32 页。

服务收费标准，降低药占比，增加医院发展活力，实现"以医养医"。（2）建立一体化物流供应平台。通过建立一体化物流供应平台，将非核心业务的药库作业、药品包装配送等物流业务分给专业团队管理，实现药品物流专业化，以降低医院人力资源成本，进一步管控成本，同时让药师有更多时间从事临床药学服务工作。

（三）国外医院药学发展路程

药品零差率政策是我国自主设计的、具有中国特色的一项制度，在国外并无先例。由于药品零差率政策是我国在探索医药分开，解决"看病贵、看病难"问题上的一次大胆尝试，因此，间接学习国外医院药学的发展路程及国外药师的工作及培养模式，有助于探索我国医院药学事业在实施药品零差率政策之后的发展方向。

20 世纪 50 年代后期，美国首先提出临床药学概念。[1] 第二次世界大战后，欧美国家制药工业发展迅速，新药大量开发。随着使用量的增加，药物毒副作用也大量暴露，由不合理用药导致的用药风险不断增加。因此，如何给患者用好药和保障患者用药权益成为临床药师的核心职能。通过改革药学教育，设置临床药学专业，培养临床药师，建立临床药师制度，可使药师面对患者参与其药物治疗，协助医师选择适宜药品，保障患者用药安全。由此，药学事业应运而生。

药师的核心岗位职责是"以病人为中心"和"提供药学专业技术服务、参与临床用药"。发达国家有关医院药学和药师工作的文献[2]显示：药师的核心职责都是保障患者安全、有效、经济地合理用药，维护其用药权益。欧美各国规定：医院病房（区）必须配备临床药师，负责对医嘱进行全面审核，凡未经药师审核与签名的

---

[1] Keith M. Olsen 等：《美国临床药学教育与实践》，《中国药房》2016 年第 2 期。

[2] 吴瑞华：《国内外执业药师制度比较研究》，《国际医药卫生导报》2005 年第 7 期，第 106 ~ 109 页。

医嘱都不能进入 HIS 系统。其医、药、护配合默契，医师十分尊重药师的意见和干预，同时，对患者安全用药的教育是药师的基本工作职责。

欧美各国明确规定了药师的技术服务收费，制定了收费项目和标准。据有关文献①记载，其收费项目如下。（1）PIVAS（静脉药物配置中心）调剂服务费。澳大利亚收费标准为输液调配基本收费19.5 澳元，每增加一种小针剂加收 4～6 澳元；美国收费标准为25～125 美元，电解质和抗菌药类输液 25～50 美元，肠外营养 125美元，全部由医保部门支付。（2）国外口服药品处方调剂费。加拿大每个药剂收 7 加元；英国每个药剂收 3 英镑。医疗机构处方调剂费一般全部由医保部门支付，社会药店处方调剂费由药店自行决定，不得超过国家规定的收费标准的上限，费用自理。（3）咨询与用药教育服务收费。国外药师提供的用药咨询和教育都是有偿的，如日本药师的收费标准为 3000～4000 日元/次。

国外对临床药学、医院药学部门工作和药师价值认识清楚，定位准确，药师作用发挥充分，值得我国在深化公立医院改革、医院药学事业发展进入转型时期学习借鉴。

（四）新医改后医院药学发展处境

20 世纪 80 年代，各大医院将加强合理用药和提供用药咨询作为其药学工作变革的重点内容。近年来，随着医改进入深水区，医院药学工作由传统的"供应服务"向"技术服务"转变，开始运用现代信息技术和管理手段，最大限度地提供医疗、教育、科学所需的各种信息，为病人提供优质药学服务。但新医改后，医院药学发展面临尴尬处境：医院对药学事业发展不够重视，药学内涵建设和基础设施得不到改善，学科定位依旧停留在供应服务层次，从而

---

① 贾亮亮、徐帮、赵倩：《国外静脉用药集中调配相关药事服务费情况概述》，《药品评价》2015 年第 12 卷第 18 期，第 19～24 页。

制约药学事业专业技术和学术发展。

在"以药养医"时代，医院通过 15% 的药品加成和院内制剂收入，负担药学部门的各项支出。当前，药学服务收费项目较少，在《全国医疗服务价格项目规范（2012 年版）》中，规定的医院药学有关项目只有血药浓度监测、抗肿瘤化疗药物/肠外营养液集中配置、中药调配加工等内容，而药师核心工作，如西药调配、用药服务、临床药学等却从未涉及。取消药品加成后，医院药学部门工作进一步被弱化。截至目前，卫生行政部门尚未出台任何文件对收取"药事服务费"的项目和标准做出规定，医院药师的劳动成果未得到社会的认可。为节约医院成本，部分医院已将药剂科全部委托商业公司管理，这导致落实医院药事管理制度的主体不明确；药师的工作积极性降低，人才队伍逐渐萎缩，医院药学部门失去了应有的功能与职责。[①]

新医改背景下，对医院药学事业的发展来说，既是机遇又是挑战。通过发展策略的大胆创新和摸索，国内医院药学也一定能够走向一条促进医院药学的发展、促进人民群众的合理用药、提高我国药师的职业素养和职业地位、构建和谐与可持续发展的新道路。

二　实施药品零差率后医院药学事业发展的实证研究

（一）药品零差率实施前后的医院运营状况对比

1. 收入对比

2015 年 10 月 31 日零点，南京市 57 家公立医院综合改革正式实施，药品零差率销售。本研究选取药品零差率实施前（2014 年

① 林意菊、王青、赵启邹：《新型药事管理模式在新医改试点基层医院的应用初探》，《中国药业》2015 年第 24 卷第 1 期。

11 月至 2015 年 2 月）与药品零差率实施后（2015 年 11 月至 2016 年 2 月）相关资料进行对比研究。

表 1 中对药品零差率实施前后的医院收入情况进行了对比。由表 1 可以看出，药品零差率实施前与药品零差率实施后相比，业务总收入上升 10786.86 万元，同比增长 10.82%。其中，门诊收入增长 4701.68 万元（13.78%），住院收入增长 6085.18 万元（9.29%），医疗收入增长 11618.43 万元（19.94%），药品收入降低 587.24 万元（-2.01%）。若不实施医药价格改革，仍按照原价格计算各项收入，可发现实施药品零差率后的业务总收入、门诊收入、药品收入与按照原价格计算的收入相比出现下降，业务总收入下降 1070.54 万元。

表 1　药品零差率实施前后医院收入情况对比

单位：万元，%

项目	2015.11~2016.2（零差率后）	2014.11~2015.2（零差率前）	同比增长	同比增长率	按原价格计算	增长	增长率
业务总收入	110439.59	99652.73	10786.86	10.82	111510.13	-1070.54	-0.96
门诊收入	38833.43	34131.75	4701.68	13.78	40414.74	-1581.31	-3.91
住院收入	71606.16	65520.98	6085.18	9.29	71095.39	510.77	0.72
医疗收入	69883.68	58265.24	11618.43	19.94	65347.47	4536.21	6.94
药品收入	40555.91	41387.49	-587.24	-2.01	46162.66	-5606.74	-12.15

资料来源：南京某大型三甲医院财务处。

实施药品零差率后，医院共取消了 15 个收费项目，其中 7 个项目（降温取暖费、Ⅰ级无陪护理、Ⅱ级无陪护理、Ⅲ级无陪护理、家庭式陪伴待产、螺旋 CT 超层、透射显像衰减校正加收）在 2015 年 11 月至 2016 年 2 月的亏损达 717.50 万元。通过医疗收入增长、取消项目亏损、药品收入总亏损，可以算得实际调价补偿率，2015 年 11 月至 2016 年 2 月，该院的实际调价补偿率为 68.11%。

2. 规模效益对比

从表 2 中可以看出，实施药品零差率后，门急诊总人次略微上升，增幅为 3%，出院人次增幅为 6%，可见实施药品零差率对该院门急诊人次、住院人次影响不大。门急诊次均费用上升 12%，住院次均费用上升 8%，门急诊次均费用上涨较快，虽然药品零差率销售大幅度降低了药费，但是提高了诊察、护理等综合服务类项目价格，提高了部分病理检查和临床各系统诊疗价格、手术项目价格，医护人员技术劳务价值得以提高。药品零差率实施前后，门急诊次均费用药占比分别为 52.51% 和 47.89%，实施药品零差率后约降低 5%，住院次均费用药占比分别为 35.02% 和 29.37%，实施药品零差率后约降低 6%，由此可见，药品零差率销售有效降低了药占比。实施药品零差率后，出院患者平均住院日也略微下降，从之前的 10.01 天下降到 9.79 天。

表 2　药品零差率实施前后诊疗人次和药占比的情况对比

项目	2014.11~2015.2 （零差率前）	2015.11~2016.2 （零差率后）
门急诊总人次（人次）	1494113	1539765
门急诊次均费用（元）	358.94	402.41
门急诊次均费用药占比（%）	52.51	47.89
出院总人次（人次）	42239	44923
住院次均费用（元）	23949.14	25843.25
住院次均费用药占比（%）	35.02	29.37
出院患者平均住院日（天）	10.01	9.79

资料来源：南京某大型三甲医院财务处。

（二）医院药学事业发展面临的问题

1. 药学服务范围和能力有待提高

目前，全国大部分医院药学部门已开展临床药学工作。然而值得注意的是，临床药学业务主要集中在以下两方面。一是有选择地开展血药浓度监测工作，并将测得的数据提供给临床医生，帮助制订个体化给药方案。但其监测品种长期得不到增加，个体化给药方案仍然缺乏药物基因组学、群体药动学等前沿科研成果的支持。二是开展药物信息服务，向医、护、技等人员提供所需信息。其他如参加临床查房、制订个体化用药方案、控制药物滥用、书写药历、上报药物不良反应、进行药物咨询等临床实践工作尚未系统开展，这都是制约医院药学发展的瓶颈，[①] 更不用说医院药学相关领域的科研工作，以及面向全社会用药人群的社会药学服务工作了。

国内外药学界普遍认为，医院药学是以患者健康为目标、以药学服务为重点的专业工作。20 世纪 90 年代中期，药学服务的理念传入我国，长海医院药学部胡晋红教授提出的"全程化药学服务"概念获得普遍认同。[②] 在这个框架内，药师与患者、医护人员及其他专业人员进行合作，药师增加对药物使用控制的职能，以及为达到改善患者健康和生活质量这个特定目标而提供服务。药学服务包括用药教育、用药监测和用药评价。其特点包括：（1）广泛性，即药物治疗过程、时间和地点；（2）服务内容，由单纯治疗转变为集预防、保健、康复和治疗为一体；（3）服务模式，走出医院的围墙，走进社区和家庭；（4）服务对象，由患者扩大到公众与患者。[③] 提高药学服务质量，保证患者用药安全、有效、经济、适宜，是医院药师应尽的职责。新医改模式下的医院药师绝不能再将可提供的服务停留在"发好药"和"不出错"的层面，或是局限于有限的领域。新医改政策促使医院药学服务的工作任务从保障逐步面向临床，提供服务由以调剂为主转向临床为主；由以药品为中心转

---

① 胡晋红主编《实用医院药学》，上海科学技术出版社，2000，第 1～10 页。
② 屈建、居靖：《临床药学服务的理论与实践》，载李大魁、彭名炜、王汝龙编著《临床药学》，中国协和医科大学出版社，2007，第 173～196 页。
③ 中国药学会医院药学专业委员会：《医院药学 60 年回顾与展望》，《中国药学杂志》2009 年第 19 期。

向以医师、护士、患者为中心;由以保证药品供应为主转向以提供药学技术服务为主,使医院药师把更多的时间和精力投入到为患者服务中,以实现自身价值。

2. 医院药学科研水平一般

实施药品零差率之前,对经济效益的过度关注抑制了医院药学科研工作的发展。但事实上,医院药学作为一门综合实践性学科,涉及面广,内容丰富,尤其重视药学各相关学科知识的综合利用及强调最新科技成果应用的实效。医院药学科研工作具有综合性、实践性两个特点。[1]

综合性方面,医院药学既不同于药剂学、药理学、药物化学、药代动力学、药物流行病学及药物经济学等自然学科,又不同于管理药学、社会药学及行为药学等具有社会科学性质[2]的药学分支学科。医院药学在提供服务的同时,还开展相关领域的研究工作,如药理、循证药学和药事管理等,以整合医学的理念为出发点,用纵横交错的网络来思考医院药学的科研工作范围。

实践性方面,医院药学作为独立的学科,不但有自身的基本理论,而且其临床实践的内容也在日益丰富。特别是随着临床药学的发展及临床药师制的逐步实施,医院药学事业正逐步发展成为一门走向临床、服务临床的实践型学科。因此,重视药物实践领域的研究工作,[3] 加强生物药剂学、药理学、药物治疗学的开发与探索,积极开拓药物流行病学、循证药学及伦理学等相关研究领域将促进其科研工作更上一层楼。

当前临床药学科研工作发展不平衡,只有少数大型医院药学部

---

① 屈建:《临床药学的回顾与展望》,《中国医院药学杂志》2008 年第 28 卷第 22 期。

② 李德爱、郭荣珍主编《医院药事管理学》,人民卫生出版社,2004,第 8~13 页。

③ 屈建:《医院药学研究的选题方法与切入点 (Ⅲ) ——药剂学与中药学方面的选题》,《中国医院药学杂志》2011 年第 31 卷第 23 期;屈建:《医院药学研究的选题方法与切入点 (Ⅳ) ——软科学方面的选题》,《中国医院药学杂志》2012 年第 32 卷第 2 期,第 81~90 页。

门设有科研组（室），配有专职科研人员和设备，我国大部分医院都没有药学科研室，更不用说专职药学科研人员，这就从客观上制约了药学科研的开展。

3. 专业药学服务人才队伍亟待建立

单就目前国内大部分医院药学人员的工作内容来看，从事药品采购与保管、调剂、调配、制剂等工作的仍然占相当大的比例。从事临床药学服务的药学人员还很少，大部分医院药师仍然被药品调剂工作困住手脚，人力资源分配严重不均。如何让医院药师从药库管理、药品包装配送等非核心业务中脱身，有更多时间从事临床药学服务工作成为急需解决的问题。

当前，经教育部批准设立的临床药学教育高校有：5 年制本科 24 所，硕士点 17 所，博士点 15 所。据相关学校网站资料，另有 30 所学校设有临床（中）药学方向。

虽然药学教育开展了近 30 年，但临床药学工作进展缓慢，发展极不平衡。其原因很可能为以下两点。（1）培养方式落后。我国的临床药学人才培养不能像美国那样有大批临床经验丰富的临床药师带教，临床药学教育滞后于医学发展的速度，临床药学专业人才缺乏。（2）培养目标错位。现在我国临床药师培训基地几乎都在培养"专科"临床药师，在新医改大力推进分级诊疗的政策下，社会急需的是"全科"或有"特色药学服务"的临床药师。

（三）实施药品零差率后医院药学事业成功转型的案例分析

1. 医院药学模块一体化创新发展策略图

新医改形式下医院药学事业可考虑借鉴模块一体化创新发展策略。将药学部门基本功能分成"药品采供全程管控"、"药事管理"、"临床药学服务"、"临床药学科研"和"教学与培训"五大模块，每个模块地位均等。其中，"药品采供全程管控"因包含药品调剂等在过去占据药学事业主要精力的工作，可采取与第三方物流平台合作的方式，具体事务交给第三方物流，药学部仅起监管作用。这样做可让药师从繁重的调剂保障工作中解放出来，投入临床药学服务及科研工作中。此外，在五大模块之上提炼出"质量控制"和"药物信息"功能模块，对五大模块进行全程质控，并提供相应的信息学服务。行政办公室将七大模块融为一体，实现模块一体化管理，产学研用一体化平台协同创新，立足临床合理精准用药，全方位保障患者用药利益（详见图 1）。

2．全程管控药品采供各环节

南京大学医学院为了进一步深化城市公立医院改革，探索建立适应新医改环境下药品采供管理新模式，与国内知名、实力雄厚、管理规范的两家大型上市医药企业开展医院药事服务战略合作，合作内容包括五方面：（1）药品采购、配送、保管与供应操作服务；（2）一、二、三级药品库房的运营管理；（3）药品物流系统一体化建设，系统所需设备及维护更新、人力资源、物业服务等方面的投入；（4）数字化信息平台按需开发、升级、完善功能，数据接口的实施开放连接，信息数据实时同步共享；（5）合作内容范围内的成本共担与利益共享等，确保医院临床用药需求。

通过开展医院药事服务战略合作，实现了模块一体化管理。这一创新模式的优势有以下几点。（1）功能模块化：采供管用物流模块和质控、临床药学、临床药理、药物信息等药学亚专业模块，各个模块按照功能切分，提高运行质量和效率。（2）衔接流畅化：通过一体化衔接的药事管理，药品物流外包、管理控制衔接，有效节约了医院人力成本和物力成本。（3）管控数字化：通过数字化平台支撑，信息数据实时同步共享，实现全程数字化。通过医院与企业的药事服务战略合作，在降低医院运行成本、人力成本的同时，让药师的工作极大程度回归药学服务及相关药学科研工作，也在一定程度上给予医院经济补偿，用于支持药学事业发展、人才培养和医院的运行发展，形成良性循环。

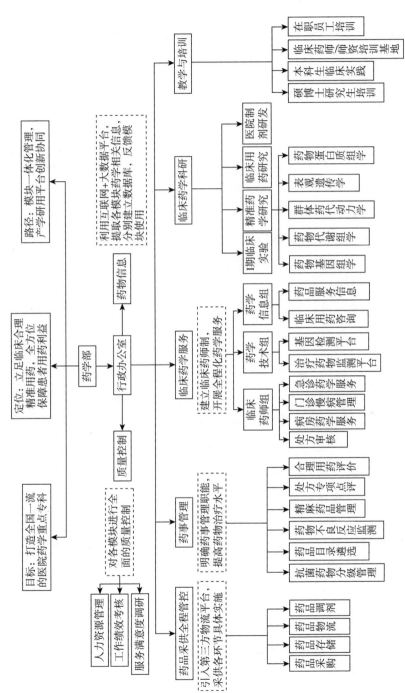

图1　医院药学模块一体化创新发展和策略

3. 明确药事管理职能地位

目前，全国大部分医院的药学部门仍属于医技科室，与其他临床科室地位均等，难以发挥合理用药的监管作用。南京大学医学院重设药学部，以取代原有的药剂科办公室，在行政职能上与医务处、护理部等平级。同时，将药事管理委员会的常设办公室定在药学部，负责全院一切与保障合理用药相关的药事管理工作，如抗菌药物分级管理、医院药品目录的遴选、全院药物不良反应监测、精神/麻醉药品管理、处方专项点评、各临床科室的合理用药监管评价等。这极大地提高了医院药事管理相关工作的效率，同时可以避免临床科室对相关政策的误读。

4. 开展全程化临床药学服务

将处方点评及处方干预作为药学常规工作是新医改形势下医院药学首先应落实的。对门诊、急诊和住院处方及医嘱进行提前干预，预防不合理用药的发生，使各项用药指标符合国家的有关规定。不断完善 ADR 监测内涵，将 ADR 监测内容扩大到药物警戒；不断突破原有工作方向，从以发现"新的与严重信号"为重点到强调"药物合理使用"与"药品准确评价"。以抗菌药物作为突破口，探求重点药物（如麻醉药物）及常用药物（如抗高血压药、降糖药、中成药等）合理使用，及时纠正不适当用药，将药学服务落实到实处。除此之外，协助医师做好药物遴选、用药协调，并真正走到患者床边，在住院病区进行独立的药学查房、参与用药会诊、为患者答疑解惑、制订临床药物治疗方案，实施个体化给药方案。同时增设药学门诊，为门诊患者提供专业的药学服务，积极投身媒体宣传，向广大人民群众宣传用药及保健常识，真正体现药师为人民服务的宗旨。

5. 大力开展高水平的药学科研工作

可以从以下几个方面做好当前临床药学科研工作：（1）提高认识，设立药学科研室，划拨经费并购置科研设备；（2）重视人才队伍建设，选派药师外出进修，鼓励药学部门重视科研，形成加强技能、重视科研的良好工作氛围；（3）关注科研选题，从药师实际工作出发，由易到难，逐步提高；（4）加强多学科合作，相互学习，优势互补；（5）重视科研成果的推广与利用，建立产学研用的良性循环机制；（6）实行药学科研成果奖励机制，以调动药学技术人员的科研积极性；（7）处理好科研和日常工作间的关系，合理协调人力、物力和财力，以确保科研工作顺利进行。

6. 注重人才队伍的建设

在职个性化培训和临床药学基地培训显得尤为重要。南京大学医学院药学部针对这一现状，积极组织全科中青年药师进行临床常见病种诊疗及用药学习。学习以讲座形式展开，授课老师均为有多年临床经验的医生。讲座涉及常见病种的发病机制、诊断方法、治疗方案、临床路径、常用药物等方面，为中青年药师提供最贴近临床的医学及药学知识，有助于临场药师更快地融入临床医疗团队中。有计划地组织药师外出进修，学习兄弟医院在临床药学专科领域的长处。在取得临床药师资质的同时，不断深造，进一步取得带教资质，从而更好地带动本院临床药学的发展。同时，通过内部培养及引进人才等机制，逐步提升整个药学团队的学术水平，形成结构合理的人才梯队，先后开展了药物基因组学、药物代谢组学、群体药代动力学、循证药学等方面的研究。以科研辅佐临床药学实践，以药学实践指引科研方向，使整个医院药学服务朝着更加科学、严谨的方向良性发展。除了掌握扎实的药学基础知识，专科临床药师更应有针对性地学习某一专科的临床药学知识，为临床提供专科专业系统权威的用药指导。因此，建立全面的临床药学体系，培养"专而精"的专科临床药师也显得十分必要。目前，南京大学医学院专科临床药师基本覆盖各个医学专科，为绝大多数药物的治疗过程提供全程化的药学服务。

三 对医院药学事业转型发展的建议

实施药品零差率后，医院药学的转型与发展成为重大现实问题。仅凭一科一院之力绝非易事，政府、医院和社会的协同配合至关重要。

（一） 配套相关政策，体现政府主导

药品加成政策是我国特定历史时期的产物，从 1954 年开始在全国实施，多年来医院一直以较高的药价维持生存发展。本次公立医院综合改革的重点是希望通过取消药品加成，缓解"看病贵"的顽疾。药品零差率销售虽然能降低药品售出价格，但是患者自付占比较低，未能真正感受到药价的降低。相反，三级公立医院因多年药品比例难以控制在40％以下，取消药品加成意味着一笔巨大收入的损失。如果政府补偿不能及时到位，公立医院收入缺口必将长期存在，并很有可能逐步加大，进而影响医院的运行发展和学科建设。因此，笔者建议政府补偿不应低于药品零差率实施前的医院收入水平，制定出台相应政策，以提高医务人员的工作积极性，保障公立医院公益性的充分体现。

加快出台药事服务项目物价政策（如美国等西方国家及我国台湾地区，收取处方调配费①），用以体现药学人员服务价值，稳定药学人才队伍，提升其工作积极性。落实医院自主管理运行权，配套药品流通与供应政策，创新合作模式，建立绩效评价机制，加强监督，使改革成果真正落地，惠及百姓。

加快临床药师制度建设。我国尚未建立起规范的临床药师制度，临床药师工作定位不明确，培训基地较少，水平良莠不齐，

① 吴永佩、颜青：《国外医院药学的地位与药师的价值》，《中国医院》2013 年第 17 卷第 10 期，第 55～56 页。

内容偏重于药学专业知识，教学模式未能以患者为中心、以临床
实际工作为导向。为大力发展临床药师工作，卫生行政部门需要
尽快完善临床药师职业准入制度，制定职业准入标准，完善职业
资格考核机制，加快出台临床药师培训国家标准、指南等，[①] 取
消培训基地认证和招生人数限制，建立患者为本、临床为先的临
床药师工作模式，推动临床药师培养制度化、规范化、标准化、
专业化。

（二）深化学科内涵，加强临床药学服务

临床药学服务的目标是以人为本，提高药物治疗的水平，改善
患者生命质量。我国目前临床药学服务项目的开展还处于初级阶
段，应不断扩大服务内容，体现药师服务价值。具体服务内容包
括：（1）门诊药房药师的药学服务；（2）药历书写与处方、病历
用药分析，不合理用药分析；（3）危重疑难抢救用药方案及分析；
（4）药物质量与疗效；（5）监测 ADR、药源性疾病、药物相互作
用；（6）老药新用、剂型改革后的疗效；（7）新药与临床应用评
价等。[②] 通过临床药师拓展业务范围，加强与临床科室合作，进入
不同科室的医疗团队，将先进的药学科研成果融入医疗活动，促进
多学科协作诊疗的开展。

建立科学合理的临床药学服务模式将有效提高合理用药水平，
减少药物不良反应和药源性疾病的发生，降低医药费用，减轻患者
负担，提高患者对医院满意度。首先，药学部门应主动转型，为患
者、医护人员提供多种临床药学服务，深化学科内涵。其次，医

---

① 杨玉林：《我国医院临床药师制度的探讨》，《中国医药指南》2014 年第 12 卷第 3 期，
第 247～248。
② 孙鉴：《我国医疗机构开展临床药学服务有效模式的探讨》，硕士学位论文，山东中医
药大学，2014。

院应强化内部管理，促进药学服务规范的落实，健全医院药学服务机制，加强信息系统建设，通过经济激励和非经济激励，充分调动药学人员的主动性和创造性。再次，完善医院药师的继续教育工作，与高校、企业优势互补，提升药师的专业素质，以立体化、多层次的继续教育工作制度提升药师综合素质，提高我国医院开展临床药学服务的有效性。

（三）打造有序高效的科研团队，健全科研管理体系

药学科研发展重点关注重大项目、省级及以上的课题、SCI/SSCI论文等。[①] 推动药学科研发展，首先应打造有序高效的科研团队，这是保障科研发展的基础。药学科研团队的组建应坚持顶层设计和优势方向兼顾的原则，并根据不同的研究内容和人员关系，形成多种形式和内容的内部团队群体研究。组建药学科研团队时应注重优秀学科带头人的选择，其战略眼光、学术水平、领导和组织管理水平决定着团队的兴衰，建设合理的人才梯队，考虑药师间专业特长和思维方式等的优势互补，优化人才队伍结构，保持科研团队的活力。

科研管理直接影响着医院药学科研发展的速度和药学整体实力的提高。药学科研管理包含课题管理、经费管理和人员管理。首先应完善科研项目的管理机制，规范课题申请、立项审查、过程实施、检查评估、验收鉴定、成果奖励、科技推广等各环节的程序和要求。其次，科研经费是科研工作正常进行并取得预期成果的重要保障，应细化科研经费来源，完善经费管理制度，规范科研经费预算编制，加强预算执行监督，建立健全科研经费绩效考评制度，优化科研资源配置。最后，在科研管理中，最具有潜力也最重要的是对科研人员的管理，应建立和完善科研团队管理

---

① 马葵芬、张幸国、王融溶：《基于国家临床重点专科申报数据分析临床药学科研现状》，《中国现代应用药学》2016年第33卷第1期，第94~97页。

制度，做到职责清晰、分工明确。定期对科研团队所承担的科研项目、团队运行管理、协作能力、人才培养等方面进行评估，并采取一定的激励措施，提高科研工作者的科研积极性和工作创新能力。

（四）探索多方合作，紧跟药学发展前沿

三级公立医院药学部门在专业人才队伍、临床药学服务活动、药学信息等方面有着多年的积累与探索。与此同时，高等院校、科研院所在科研、教育、成果转化应用等方面拥有强大优势，医院可考虑利用该优势加强科研实力、开展系统研究，促进医院药学成果转化，提高药学核心竞争力。首先可考虑与国内外高校加强合作，利用其科研平台，提升科研能力。其次，在医院内部，促进多学科协作诊疗，拓展研究方向，加强药物代谢组学、药物蛋白质组学、表观遗传学等方面的研究开展。最后，加强院企合作研发工作，促进新药临床应用的开展，推动医院药学事业的发展，提升医院核心竞争力。

与其他应用学科的发展受制于基础科学的进步一样，医院药学直接受到其他科学技术发展的影响。高速发展的计算机网络信息技术、先进仪器分析测试技术、大规模高通量基因测序技术等的飞速发展，使医院药学上升到一个新的层次，并使医院药学的工作内容及工作模式继续发生深刻变化。伴随着"精准医学"时代的到来，[①]"精准药学"的地位显得愈加突出，并在"精准医学"的实现中发挥重要作用。只有应用"精准药物"并设计出"精准治疗方案"，才能实现"精确、准时、共享、个体化"的治疗目的。大数据时代，药物基因组学无疑是"精准药物"的基础，而已初具规模的治疗药物监测也有待进一步的发展壮大。南京大学医学院附属

---

① 刘昌孝：《精准药学：从转化医学到精准医学探讨新药发展》，《药物评价研究》2016 年第 39 卷第 1 期，第 1～18 页。

鼓楼医院药学部通过引进先进的高效液相色谱（HPLC）、液相色谱－质谱联用（LC－MS）等药物分析技术和基因测序技术，建立了多种临床常用药物的药物基因组学测序平台，扩大了原有药物浓度测定的种类，为临床药师在药学服务实践中提供科学依据，真正迈开"精准用药"的脚步。

（责任编辑：楚洋洋）

中国卫生管理研究

2017 年第 1 期　总第 2 期

第 35～57 页
© SSAP, 2017

基于演化博弈理论的县乡两级医疗服务纵向整合策略研究[*]

魏明杰　钱东福^{**}

摘　要： 针对县乡两级医疗服务纵向整合中县级医院和乡镇卫生院之间的行为互动，本文从演化博弈论的研究视角探讨了县级医院和乡镇卫生院的决策演化过程。通过建立县级医院与乡镇卫生院的非对称演化博弈模型，考察了整合中利益主体的行为特征。根据复制动态方程得到了利益主体的行为演化规律，分析了利益主体的演化稳定策略及其影响因素。研究表明，整合的初始状态、政府的整合投入成本、整合的收益和整合的激励责惩支付都会影响县级医院和乡镇卫生院的演化稳定策略，加强政府的整合投入、降低整合组织成本、提高整合的收益、加强对医院

---

* 基金项目：国家自然科学基金项目"基于综合激励模型的农村慢性病卫生服务纵向整合策略研究"（71473130）。

** 魏明杰，江苏盐城人，南京医科大学医政学院、健康相关重大社会风险预警协同创新中心硕士研究生在读，电子邮件：weimingjie1990@163.com；通信作者：钱东福，山东临沂人，南京医科大学医政学院、健康相关重大社会风险预警协同创新中心教授，研究方向为卫生服务体系、卫生管理与政策评估。

的监察力度和处罚力度，将有利于相关利益者严格落实整合政策，从而达到改善农村医疗卫生服务体系的目的。

关键词：农村医疗 纵向整合 演化博弈论 县级医院 乡镇卫生院

一 引言

随着经济社会的发展，人口老龄化速度的加快和城镇化的转变对我国医疗卫生服务体系提出了严峻的考验。国家卫生服务调查资料显示，2008年，农村居民应就诊未就诊率为37.8%，至2013年降至22.0%；农村地区住院患者选择基层医疗卫生机构的比例有所下降，从2008年的36.6%下降到2013年的29.8%，到县级医院住院者的比例却增加了5.7个百分点。随着合作医疗支付能力的增强，农村居民长期被压抑的医疗需求正呈井喷之势增长。2003年后，随着新型合作医疗制度的巩固和乡镇卫生院基础设施的改善，乡镇卫生院的诊疗人次逐步恢复，至2010年增长至10.4亿人。尽管如此，但也只是1981年诊疗人次的71%。由此可以清楚地看出，中国农村居民医疗需求的增长在未来若干年仍然存在很大的空间。农村卫生服务体系担负着为我国绝大多数人口服务的重任，但农村卫生资金投入不足，城乡投入结构完全失衡，农村医疗卫生队伍建设滞后，三级医疗机构之间普遍缺乏有效协作交流，医疗服务"碎片化"、"缺失整体性"和"重复性"等问题突出，农村医疗卫生服务体系没有形成良好的服务层级效应。[①] 面对农村居民日益提高的健康服务需求未能够得到满足的现实，已没有谁能够独善其身，采用区域医疗服务整合策略已逐渐成为各方共识。

实际上，自2009年中共中央、国务院颁布《关于深化医药卫

---

① 李红丽：《优化农村卫生服务体系的思考》，《安徽农业大学学报》（社会科学版）2011年第3期，第4~6页。

生体制改革的意见》以来，各地也在积极进行区域医疗机构协作试点探索，上海、江苏、河南、重庆等省市都开展了县域医疗机构纵向协作工作，也制定并实施了一系列改善农村卫生服务体系的政策措施。然而，这些政策的执行状况在很大程度上取决于各层级医疗机构面对整合的策略行为，其策略行为决定了区域医疗服务整合的效果。特别是对跨机构医疗服务的整合，不同层级的医疗机构往往会受到经济成本以及外部环境的影响，最终形成纵向整合策略博弈局面。如何有效引导博弈演化方向？怎样避免非合作博弈困境，实现优质医疗资源的纵向联动？由国外医疗服务整合的历程可知，切实有效的激励机制是制胜法宝，主要是通过医保支付机制、[①] 绩效考核、[②] 经济补助等形式来实现。[③] 通过构建农村医疗服务纵向整合的非对称演化博弈模型，分析县级医院和乡镇卫生院的演化稳定策略，有助于提高整合效果，期望能为农村医疗服务纵向整合的政策制定提供理论依据。

二 文献回顾与理论述评

医疗服务纵向整合对改善卫生服务体系有着特殊的意义，因此国内外众多学者对该问题进行了理论和实证探索。本文将对国内外医疗服务纵向整合的理论和实证研究的相关文献进行简要回顾。

（一）国外对医疗服务纵向整合的实践及其研究现状

国外医疗服务的整合始于 20 世纪 70 年代的欧美发达国家，

---

① A. Tsiachristas et al. , "Towards Integrated Care for Chronic Conditions: Dutch Policy Developments to Overcome the (Financial) Barriers," *Health Policy*, 2 (2011): 122 - 132.

② 魏来、张亮:《英国、美国、澳大利亚农村医疗服务整合特点与启示》,《中国卫生经济》2012 年第 11 期，第 93 ~ 97 页。

③ K. Kowalska, "Managed Care and a Process of Integration in Health Care Sector: A Case Study from Poland," *Health Policy*, 2 - 3 (2007): 308 - 320.

Dove 指出医疗服务整合是能够提高医疗资源利用效率和降低服务成本的有效途径。[①] Johnson 等人对英国的整合医疗服务进行了研究，在 NHS 体系下，整合型服务采取按人头支付的方式，促进初级卫生保健医生和二、三级专科医院进行合作。[②] 美国提出了"整合服务提供体系"（ Integrated Delivery System，IDS），推行医疗卫生服务机构的纵向和横向整合，提供整体化卫生保健服务。[③] 对部分专科医院也采取预付制，在医保总额固定的情况下，在利益的驱动下，专科医院医生主动联系家庭医生，注重从预防、治疗到康复的全面健康管理，[④] 为患者提供全程、连续的医疗照护，从而减少医保资金的支出，这样既实现了专科医院和家庭医生的整合，也促进了医生和患者利益的整合。[⑤] 新加坡的医疗集团模式通过成立"国立保健服务集团"（National Healthcare Group，NHG）和"新加坡保健服务集团"（Singapore Healthcare Services，SHS），启用现代化企业管理模式，引入竞争，通过市场来推动实现提高医疗服务的效率和降低服务费用的目的。[⑥] 加拿大魁北克省建立了 95 个地方服务网络，将一个区域内的医院、社区卫生服务机构、康复养老机构等整合形成一个医疗卫生网络。[⑦]

随着越来越多整合实践的出现，国外不少专家学者对此展开实

---

① J. T. Dove, W. D. Weaver, and J. Lewin, "Health Care Delivery System Reform Accountable Care Organizations," *Journal of the American College of Cardiology*, 11 (2009): 985 – 988.

② Johnson C, "Health Care Transitions: A Review of Integrated, Integrative, and Integration Concepts," *Journal of Manipulative & Physiological Therapeutics*, 9 (2009): 703 – 713.

③ Alliance for Health Policy and Systems Research, WHO, Systems Thinking for Health Systems Strengthening, 2009.

④ Bengt Angren, Runo Axelsson, "Evaluating Integrated Health Care: A Model for Measurement," *International Journal of Integrated Care*, 3 (2005): 1 – 9.

⑤ D. Williams et al., "Perspectives of Behavioral Health Clinicians in a Rural Integrated Primary Care/Mental Health Program," *The Journal of Rural Health*, 31 (4), 2015, pp. 346 – 353.

⑥ M. K. Lim, "Transforming Singapore Health Care: Public-private Partnership," *Annals of the Academy of Medicine Singapore*, 7 (2005): 461 – 7.

⑦ S. J. Katz et al., "Phantoms in the Snow: Canadians' use of Health Care Services in the United States," *Health Affairs*, 3 (2002): 19 – 31.

证研究。整合的研究主要集中于不同机构间合作机制、医疗资源整合、医保支付方式改革等方面。Boon 等对整合协作的机制分为分散、关联、合作、协调、跨学科服务和整合服务六种。[①] Kodner 等将医疗服务整合分为 5 个领域——筹资、管理、机构、服务提供和临床，还区分了自上而下的和自下而上的整合方法。Oelke 等对加拿大阿尔伯特省的初级保健整合网络进行研究，结论表明，整合改善了服务质量，对居民的健康很大的促进作用。[②] 澳大利亚的一项研究表明，在医疗资源整合过程中，医护人员交流及信息共享是最重要的影响因素，而影响整合的因素还有医疗资源配置、医保资金是否充足、信息化程度[③]以及整合组织管理等。Ouwens 等对慢性病整合医疗服务项目的效果进行了评价，发现整合有很大的积极性作用，一方面，它降低了公立医院的住院率，减轻了病人的疾病负担；另一方面，从医疗服务需求方的角度看，病人自身健康状况、服务满意度、生活方式和行为都得到了改善。[④]

（二）国内对医疗服务纵向整合的实践及其研究现状

从我国卫生体系改革进程来看，20 世纪 80 年代，国内就出现了"医疗联合体"的合作形式。多年来，其主要模式是医院之间的兼并、托管、协助和集团化等。以北京、上海为首的大城市积极医疗体系改革，北京开展医疗联合体改革，以北京朝阳医院、友谊医院、世纪坛医院为龙头，组建了"北京朝阳医院医疗联盟""北京友谊医疗共同体""北京世纪坛医院医疗联合体"。上海积极开展

① H. Boon et al., "From Parallel Practice to Integrative Health Care: a Conceptual Framework," *BMC Health Services Research*, 1 (2004) 1 – 5.

② N. D. Oelke et al., "Organizing Care across the Continuum: Primary Care, Specialty Services, Acute and Long-term Care," *Healthcare Quarterly*, 13 (2009): 75 – 79.

③ South Australian Community Health Research Unit (1994) Links between Hospitals and Community-Based Health Services. South Australian Community Health Research Unit, Adelaide.

④ M. Ouwens et al., "Integrated Care Programmers for Chronically Ill Patient: a Review of Systematic Reviews," *International Journal for Quality in Health Care*, 2 (2005): 141 – 146.

医疗集团改革，以上海瑞金医疗集团、上海第六人民医院医疗联合体为代表。[1] 重庆黔江区以乡镇卫生院为管理主体，以村卫生室作为区域整合医疗服务网络的最底层，以两家区级医院作为指导机构，建立慢性病整合服务网络，进行医保支付预付制改革，对参与整合的机构和人员制定了激励措施。[2] 江苏扬中市开展县乡医疗资源整合改革，建立"临床检验中心""医学影像中心"等五大中心，实现了区域内医疗资源的共享和检查结果的互相承认。此外，在社区卫生服务中心和卫生院设立"联合病房"，由市级医院安排人员进行日常管理，这既合理分流了病人，也提升了基层医疗机构的业务能力。[3]

刘丽红等发现，尽管以北京市西城区为代表的医疗服务共同体能够有效节约患者的诊疗费用，同时也能够降低生病所花费的医疗费用，但还缺乏利益诉求方面的协调机制。[4] 张亮等认为，进行农村医疗服务纵向整合需要以理清农村基层医疗服务网络核心利益主体间的交互作用为前提，对农村医疗服务进行整合管理。魏来等认为，应从结果和过程两个角度不断聚合整合的有利因素，逐步建立良好的整合机制，促进不同利益主体间的协调。[5] 翁根龙等对苏州盛泽镇高血压病人进行的医院－社区一体化管理干预进行了效果评价，认为一体化管理可有效提高高血压患者对药物和非药物治疗的认知评价，有利于提高病人的治疗依从性，帮助其养成健康的生活

① 林闽钢、张瑞利：《医疗服务体系的纵向整合模式及其选择》，《苏州大学学报》（哲学社会科学版）2014 年第 4 期，第 15～20 页。

② 张研、唐文熙、冯达等：《整合卫生服务的发展历程及内涵解析》，《医学与社会》2014 年第 7 期，第 45～47 页。

③ 谢添、胡瑞、唐文熙等：《农村县乡两级医疗服务纵向整合的利益相关者分析》，《中国医院》2014 年第 12 期，第 11～13 页。

④ 刘丽红、刘帆、陈红等：《整合型医疗卫生服务体系的探索与实践》，《中国数字医学》2009 年第 9 期，第 11～14 页。

⑤ 魏来、余昌胤、刘岚等：《农村医疗服务纵向整合现存问题的探讨》，《医学与哲学》2015 年第 13 期，第 66～68 页。

方式与行为。^① 钱东福等认为，整合需要对实施框架、动力和阻力进行深入分析，针对不同人群建立适宜的整合模式，积极开展整合效果评价研究，以不断改善和提高整合体系的绩效。^② 匡莉等将医疗服务纵向整合机制分为经济契约关系、整合制度、组织内部管理系统、技术支持工具、医护人员业务能力和"整合"文化六个方面，并进行讨论，认为遵循整合机制有利于加快构建纵向整合的医疗服务提供体系。^③

回顾已有的研究成果，可以发现，国外对医疗服务纵向整合的研究从不同形式进行探索，从筹资、组织管理、激励机制、医疗质量、医药费用等方面进行多方位的整合管理和实践研究。国内在城市医疗服务体系整合方面的研究和实践尚处于萌芽阶段，在农村地区的医疗服务纵向整合研究和实践少之甚少，有少部分地区开展纵向整合相关改革工作，但仍缺乏深入的实证研究，缺乏从医保政策、激励机制等利益协调措施着手整合。大部分学者认为，可以通过农村医疗服务纵向整合解决目前农村医疗卫生问题，也关注到了整合所要面临的困难和阻力。然而，对于整合中利益主体的博弈，尚欠缺精确深入的研究。鉴于此，本文着眼于农村医疗服务纵向中县医院和乡镇卫生院的策略行为选择，基于有限理性，采用演化博弈分析方法，分析激励约束机制对博弈双方的行为策略的影响，进而寻找促进整合的路径，提高县乡两级医疗服务纵向整合效率。

三 理论构架与情景假设

从理论层面探究县乡两级医疗服务纵向整合，首先要清楚医疗

---

① 翁根龙、沈宇：《医院－社区一体化高血压管理模式干预效果评价》，《心血管康复医学杂志》2012 年第 2 期，第 140～143 页。

② 钱东福、王志琳、林振平：《城市医疗服务体系整合的研究回顾与展望》，《医学与哲学》2011 年第 3 期，第 43～45 页。

③ 匡莉、甘远洪、吴颖芳：《"纵向整合"的医疗服务提供体系及其整合机制研究》，《中国卫生事业管理》2012 年第 8 期，第 564～566 页。

服务整合的定义。世界卫生组织（WHO）对整合型卫生服务的定义为："整合型卫生服务是集诊断、治疗、护理、康复和健康促进等多种卫生服务的投入、提供、管理和组织于一体的概念，是提升服务质量、病人满意度、服务可及性和效率的一种手段"。① "纵向整合"是医疗服务整合的主要形式之一，而在我国农村医疗服务纵向整合中，一级和二级医疗服务提供机构分别是乡镇卫生院和县级医院，服务内容大多以基本医疗和公共卫生服务为主，纵向整合主要体现在这两级医疗服务提供机构的协作和联系上，能够增强合作的紧密性，提供一种高效、便捷、优质的连续性医疗服务。

本研究基于县乡两级医疗服务纵向整合中各利益主体关系构架，结合我国农村医疗服务体系的具体情形，设定演化博弈情景假设，如下。

（1）参与者假设。县乡两级医疗服务纵向整合是在政府部门相关政策指导下，有限理性的不同层级医疗机构间的重复博弈，本文假定，主要演化博弈参与者为参与整合的县级医院和乡镇卫生院，博弈双方的策略选择受激励机制的影响，依照上一次博弈结果调整下一次博弈的行为策略。

（2）策略假设。为了便于分析，本文将利益主体考虑为县级医院和乡镇卫生院。这样就存在两级医疗机构做与整合相关的决策，其目的是实现各自利益的最大化。在县乡两级医疗服务纵向整合过程中，要严格落实整合的政策措施，可能短期内需要付出的成本会大于收益，而表面落实可能几乎不用付出成本。所以，本文中有限理性的博弈参与者——县级医院和乡镇卫生院参与整合的策略选择为：严格落实和表面落实县乡两级医疗服务纵向整合的政策措施，策略集为{严格落实，表面落实}。

---

① 魏来、刘岚：《医疗服务纵向整合的理论基础研究》，《医学与哲学》2014 年第 15 期，第 53~56 页。

四 模型假设与博弈分析

(一) 县乡两级医疗服务纵向整合演化博弈理论模型

1. 支付矩阵设定

在演化博弈模型构建过程中，设参与博弈的县级医院和乡镇卫生院分别为主体 A、主体 B，面对整合选择的策略分别为"严格落实"和"表面落实"，分别记作 P_1 和 P_2。县级医院和乡镇卫生院选择严格落实的概率分别为 x 和 y，双方选择表面落实时正常支付分别为 f_1 和 f_2，当一方选择严格落实时，要额外支付合作成本 d，而另外一方因为选择表面落实策略，获得额外支付 v；当县级医院和乡镇卫生院都采取严格落实策略时，获得的额外收益为 w，在博弈中利益主体往往会选择支付较高的策略。依此得出县乡两级医疗服务纵向整合演化博弈支付矩阵（见表1）。

表1 县乡两级医疗服务纵向整合演化博弈支付矩阵

县级医院 A	乡镇卫生院 B	
	严格落实 (y)	表面落实 ($1-y$)
严格落实 (x)	$f_1 - d_1 + W_1, f_2 - d_2 + W_2$	$f_1 - d_1, f_2 + v_2$
表面落实 ($1-x$)	$f_1 + v_1, f_2 - d_2$	f_1, f_2

注：本研究假设 d > 0，不研究 d < 0 的情况，当一方严格落实的收益大于表面落实的收益时，另一方也会选择严格落实。

2. 演化稳定策略

由农村县乡两级医疗服务纵向整合演化博弈支付矩阵，我们可以得出县级医院 A 的策略矩阵为：

$$\mu = \begin{bmatrix} f_1 - d_1 + w_1 & f_1 - d_1 \\ f_1 + v_1 & f_1 \end{bmatrix}$$

县级医院 A 选择严格落实策略和表面落实策略的预期收益分

别为：

$$\mu_{A1} = y(f_1 - d_1 + w_1) + (1 - y)(f_1 - d_1) \tag{1}$$

$$\mu_{A2} = y(f_1 + v_1) + f_1(1 - y) \tag{2}$$

$$\bar{\mu}_A = x\mu_{A1} + (1 - x)\mu_{A2} \tag{3}$$

乡镇卫生院 B 的策略矩阵为：

$$\mu = \begin{bmatrix} f_2 - d_2 + w_2 & f_2 + v_2 \\ f_2 - d_2 & f_2 \end{bmatrix}$$

乡镇卫生院 B 选择严格落实策略和表面落实策略的预期收益分别为：

$$\mu_{B1} = x(f_2 - d_2 + w_2) + (1 - x)(f_2 - d_2) \tag{4}$$

$$\mu_{B2} = x(f_2 + v_2) + f_2(1 - x) \tag{5}$$

$$\bar{\mu}_B = y\mu_{B1} + (1 - y)\mu_{B2} \tag{6}$$

3. 县级医院策略选择的演化博弈分析

由公式（1）和公式（3）可得县级医院采用"严格落实"策略的复制动态方程为：

$$F(x) = \frac{dx}{dt} = x(\mu_{A1} - \bar{\mu}_A) = x(1 - x)(\mu_{A1} - \mu_{A2})$$
$$= x(1 - x)(yw_1 - yv_1 - d_1) \tag{7}$$

令 $F(x) = 0$，根据公式（7），求得 $x^* = 0$ 和 $x^* = 1$ 两个可能的稳定状态点。

（1）当 $y^* = d_1/(w_1 - v_1)$ ［仅当 $0 \leqslant d_1/(w_1 - v_1) \leqslant 1$，即 $d_1 \leqslant (w_1 - v_1)$ 时成立］时，总有 $F(x) = 0$，即在此情形下 x 在任何水平下都呈稳定状态。如此，县级医院的复制动态如图 1（a）所示，当乡镇卫生院以 $d_1 \leqslant (w_1 - v_1)$ 水平选择"严格落实"策略时，县级医院选择两种策略的收益是没有差别的，x 在任何水平下都呈稳定状态。

（2）当 $y > y^* = d_1/(w_1 - v_1)$ 时，$x^* = 0$ 和 $x^* = 1$ 是两个可能

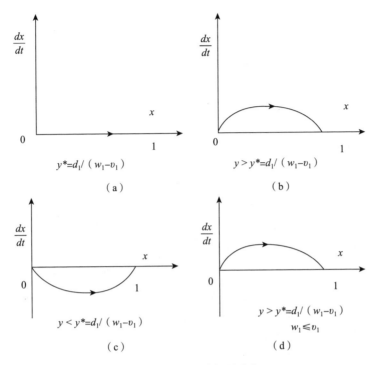

图1 县级医院的复制动态

的稳定状态点。但是由于 $F'(1) < 0$，所以 $x^* = 1$ 是此情形下的演化博弈稳定点。如此，县级医院的复制动态如图 1（b）所示，当乡镇卫生院以高于 $d_1/(w_1 - v_1)$ 水平选择"严格落实"策略时，县级医院选择策略由初始的"表面落实"向"严格落实"转变，最终在"严格落实"这点趋于稳定。

（3）当 $y < y^* = d_1/(w_1 - v_1)$ 时，$x^* = 0$ 和 $x^* = 1$ 是两个可能的稳定状态点。但是由于 $F'(0) < 0$，所以 $x^* = 0$ 是此情形下的演化博弈稳定点。如此，县级医院的复制动态如图 1（c）所示，当乡镇卫生院以低于 $d_1/(w_1 - v_1)$ 水平选择"严格落实"策略时，县级医院选择策略由初始的"严格落实"向"表面落实"转变，最终在"表面落实"这点趋于稳定。

（4）当 $d_1/(w_1 - v_1) \leq 0$ 时，即 $w_1 \leq v_1$，$x^* = 0$ 和 $x^* = 1$ 是两个可能的稳定状态点。但是由于 $F'(1) < 0$，所以 $x^* = 1$ 是此情形

下的演化博弈稳定点。如此，县级医院的复制动态如图 1（d）所示，最终也是在"严格落实"这点趋于稳定。

4. 乡镇卫生院策略选择的演化博弈分析

由公式（4）和公式（6）可得县级医院采用"严格落实"策略的复制动态方程为：

$$F(y) = \frac{dy}{dt} = y(\mu_{B1} - \bar{\mu}_B) = y(1-y)(\mu_{B1} - \mu_{B2})$$

$$= y(1-y)(xw_2 - xv_2 - d_2) \tag{8}$$

令 $F(y) = 0$，根据公式（8），求得 $y^* = 0$ 和 $y^* = 1$ 两个可能的稳定状态点。

（1）当 $x^* = d_2 / (w_2 - v_2)$ ［仅当 $0 \leqslant d_2 / (w_2 - v_2) \leqslant 1$，即 $d_2 \leqslant (w_2 - v_2)$ 时成立］时，总有 $F(y) = 0$，即在此情形下，y 在任何水平下都呈稳定状态。如此，乡镇卫生院的复制动态如图 2（a）所示，当县级医院以 $d_2 \leqslant (w_2 - v_2)$ 水平选择"严格落实"策略时，乡镇卫生院选择两种策略的收益是没有差别的，y 在任何水平下都呈稳定状态。

（2）当 $x > x^* = d_2 / (w_2 - v_2)$ 时，$y^* = 0$ 和 $y^* = 1$ 是两个可能的稳定状态点。但是由于 $F'(1) < 0$，所以 $y^* = 1$ 是此情形下的演化博弈稳定点。如此，乡镇卫生院的复制动态如图 2（b）所示，当县级医院以高于 $d_2 / (w_2 - v_2)$ 水平选择"严格落实"策略时，乡镇卫生院选择策略由初始的"表面落实"向"严格落实"转变，最终在"严格落实"这点趋于稳定。

（3）当 $x < x^* = d_2 / (w_2 - v_2)$ 时，$y^* = 0$ 和 $y^* = 1$ 是两个可能的稳定状态点。但是由于 $F'(0) < 0$，所以 $y^* = 0$ 是此情形下的演化博弈稳定点。如此，乡镇卫生院的复制动态如图 2（c）所示，当县级医院以低于 $d_1 / (w_1 - v_1)$ 水平选择"严格落实"策略时，乡镇卫生院选择策略由初始的"严格落实"向"表面落实"转变，最终在"表面落实"这点趋于稳定。

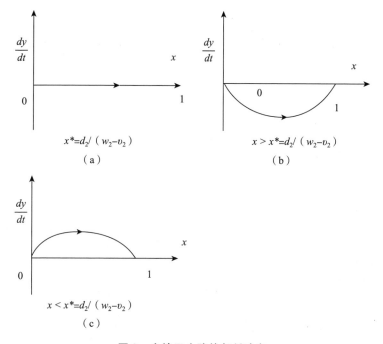

图 2　乡镇卫生院的复制动态

（二）县级医院和乡镇卫生院的演化稳定参数分析

本文将公式（7）和（8）联立为方程组，对 $F(x)$ 和 $F(y)$ 求其偏导，得到雅各比矩阵对应的行列式为：

$$J = \begin{bmatrix} \dfrac{\partial F(x)}{\partial x} & \dfrac{\partial F(x)}{\partial y} \\[2mm] \dfrac{\partial F(y)}{\partial x} & \dfrac{\partial F(y)}{\partial y} \end{bmatrix}$$

$$= \begin{bmatrix} J_{11} & J_{12} \\ J_{21} & J_{22} \end{bmatrix}$$

求得：

$$\begin{cases} J_{11} = (1-2x)(yw_1 - yv_1 - d_1) \\ J_{12} = x(1-x)(w_1 - v_1) \\ J_{21} = y(1-y)(w_2 - v_2) \\ J_{22} = (1-2y)(xw_2 - xv_2 - d_2) \end{cases}$$

依据 Friedman 提出的方法，用一个微分方程系统描述某个群体动态，演化模型均衡点的稳定性可以通过判断雅各比矩阵的局部稳定性来判断。

$$\begin{cases} J_{11} + J_{22} < 0\,(\text{雅各比矩阵的迹 } trJ) \\ J_{11}J_{22} - J_{12}J_{21} > 0\,(\text{雅各比矩阵的行列式 } detJ) \end{cases}$$

现在需要根据矩阵的局部分析法，对 5 个均衡点进行稳定性分析，如表 2 所示。

表 2　演化博弈局部稳定性分析

均衡点 (x,y)	$detJ$	$detJ$ 符号	trJ	trJ 符号	局部稳定性
$(0,0)$	$d_1 d_2$	+	$-d_1 - d_2$	−	ESS
$(1,0)$	$d_1(w_2 - v_2 - d_2)$	+	$w_2 - v_2 - d_2 + d_1$	+	不稳定
$(0,1)$	$d_2(w_1 - v_1 - d_1)$	+	$w_1 - v_1 - d_1 + d_2$	+	不稳定
$(1,1)$	$(w_1 - v_1 - d_1)(w_2 - v_2 - d_2)$	+	$-(w_2 - v_2 - d_2) - (w_1 - v_1 - d_1)$	−	ESS
(x^*,y^*)	$-d_1 d_2 \left[1 - \dfrac{d_1}{(w_1 - v_1)}\right][1 - d_2/(w_2 - v_2)]$	−	0	不确定	鞍点

根据县级医院和乡镇卫生院的收益参数大小来判断该演化博弈的稳定性。对于县级医院而言，可能存在的收益 μ（县级医院策略，乡镇卫生院策略）大小关系如下：

（1）μ_1（严格落实，严格落实）> μ_1（表面落实，表面落实）> μ_1（表面落实，严格落实）> μ_1（严格落实，表面落实）；

（2）μ_1（严格落实，严格落实）> μ_1（表面落实，表面落实）> μ_1（严格落实，表面落实）> μ_1（表面落实，严格落实）；

（3）μ_1（严格落实，严格落实）> μ_1（表面落实，严格落实）> μ_1（表面落实，表面落实）> μ_1（严格落实，表面落实）。

即

$$f_1 - d_1 + w_1 > f_1 > f_1 + v_1 > f_1 - d_1 ;$$
$$f_1 - d_1 + w_1 > f_1 > f_1 - d_1 > f_1 + v_1 ;$$
$$f_1 - d_1 + w_1 > f_1 + v_1 > f_1 > f_1 - d_1 ;$$

对于乡镇卫生院而言，可能存在的收益 μ（县级医院策略，乡镇卫生院策略）大小关系如下：

（1）μ_2（严格落实，严格落实）> μ_2（表面落实，表面落实）> μ_2（表面落实，严格落实）> μ_2（严格落实，表面落实）；

（2）μ_2（严格落实，严格落实）> μ_2（表面落实，表面落实）> μ_2（严格落实，表面落实）> μ_2（表面落实，严格落实）；

（3）μ_2（严格落实，严格落实）> μ_2（表面落实，严格落实）> μ_2（表面落实，表面落实）> μ_2（严格落实，表面落实）。

即

$$f_2 - d_2 + w_2 > f_2 > f_2 + v_2 > f_2 - d_2 ;$$
$$f_2 - d_2 + w_2 > f_2 > f_2 - d_2 > f_2 + v_2 ;$$
$$f_2 - d_2 + w_2 > f_2 + v_2 > f_2 > f_2 - d_2 。$$

县级医院和乡镇卫生院在县乡两级医疗服务纵向整合演化博弈中各存在三种收益情况，即该演化稳定性共有九种情况。本文将针对上述参数关系，在不同情况下对该演化博弈进行稳定性分析。

从表2的雅各比矩阵行列式分析来看，演化博弈均衡点的稳定性与乡镇卫生院的原有收益无关。也就是说，县级医院在县乡两级医疗服务纵向整合演化博弈中的决策具有决定性作用，也是整个群体演化过程中解决问题的关键。所以，本文针对县级医院可能存在的3种收益情况进行讨论。

（1）当 $f_1 - d_1 + w_1 > f_1 > f_1 + v_1 > f_1 - d_1$ 时，此时可能的稳定状态分析见表3。

表 3 均衡点 I 局部稳定性分析

局部均衡点（x,y）	$detJ$ 符号	trJ 符号	局部稳定性
(0,0)	+	+	不稳定
(1,0)	+	−	ESS
(0,1)	−	+	不稳定
(1,1)	−	−	不稳定
(x^*,y^*)	+ −	不确定	鞍点

利用二维直角坐标系，为县乡两级医疗服务纵向整合演化博弈模型复制动态关系绘制相位图（见图 3）。

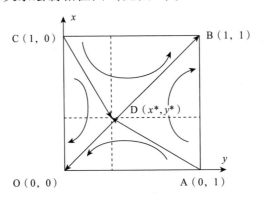

图 3 县乡两级医疗服务纵向整合演化博弈分析

结合雅各比矩阵稳定性结果进行博弈分析，县级医院和乡镇卫生院演化均衡策略（ESS）有两个稳定点——点 O（0，0）和点 B（1，1），分别代表了县级医院和乡镇卫生院在博弈中所采取的策略（严格落实，严格落实）与（表面落实，表面落实）。也有不稳定点 A（0，1）、点 C（1，0）和点 D(x^*,y^*)，而点 D(x^*,y^*)则称为鞍点。由不稳定点 A、点 C 和点 D 相连的线叫作临界线，区域 ABCD 收敛于点 B（1，1），这表示博弈双方都愿意积极参与、严格落实整合政策，该区域可称为"严格落实区"；区域 AOCD 收敛于点 O（0，0），这表示博弈双方都不愿意参与或者表面落实整合政策，可以将这一区域称为"表面落实区"。在长期均衡视角下，县乡两级医疗服务纵向整合博弈行为的结果，可能是县级医院和乡镇卫生院的坦诚合作，也有可能是空有政策下的"走过场"，具体演化路径取决于区域 ABCD 和区域 AOCD 的面积比。[①]

区域 ABCD 的面积：

$$S_{ABCD} = 1 - \frac{x^* + y^*}{2} = 1 - \frac{1}{2}\left(\frac{d_2}{w_2 - v_2} + \frac{d_1}{w_1 - v_1} \right)$$

取决于鞍点 $\mathrm{D}(x^*, y^*)$ 的位置，博弈双方的合作成本越小，和的值越小，鞍点 D 的位置越靠近点 O，区域 ABCD 的面积就越大，演化博弈的双方就有越大的概率向严格落实整合政策方向演化；反之，区域 AOCD 的面积则越大，演化博弈的双方就有越大的概率向表面落实整合政策方向演化，则越倾向于演化为"囚徒困境"（见表 4）。

表 4 参数的影响性

参数	鞍点 D 的趋向点	S_{ABCD}	S_{AOCD}	严格落实概率	表面落实概率
d_1	B (1, 1)	−	+	−	+
d_2	B (1, 1)	−	+	−	+
$w_1 - v_1$	O (0, 0)	+	−	+	−
$w_2 - v_2$	O (0, 0)	+	−	+	−

注："+"表示增加；"−"表示下降。

（2）当 $f_1 - d_1 + w_1 > f_1 > f_1 - d_1 > f_1 + v_1$ 时，这种情况下的稳定状态如表 5 所示。但该演化博弈下无演化稳定策略（ESS）。

表 5 均衡点 II 局部稳定性分析

局部均衡点 (x, y)	$detJ$ 符号	trJ 符号	局部稳定性
(0,0)	−	+ −	不稳定
(1,0)	−	−	不稳定

---

① 潘峰、西宝、王琳：《地方政府间环境规制策略的演化博弈分析》，《中国人口·资源与环境》2014 年第 6 期，第 97～102 页。

续表

局部均衡点 (x,y)	$detJ$ 符号	trJ 符号	局部稳定性
$(0,1)$	−	+	不稳定
$(1,1)$	−	+ −	不稳定
(x^*,y^*)	+ −	不确定	鞍点

（3）当 $f_1 - d_1 + w_1 > f_1 + v_1 > f_1 > f_1 - d_1$ 时，这种情况下的稳定状态如表6所示。但该演化博弈下亦无演化稳定策略（ESS）。

表6 均衡点Ⅲ局部稳定性分析

局部均衡点 (x,y)	$detJ$ 符号	trJ 符号	局部稳定性
$(0,0)$	−	−	不稳定
$(1,0)$	−	−	不稳定
$(0,1)$	−	+	不稳定
$(1,1)$	−	−	不稳定
(x^*,y^*)	+ −	不确定	鞍点

综上所述，只有在三种情况符合 $f_1 - d_1 + w_1 > f_1 > f_1 + v_1 > f_1 - d_1$ 时，即县级医院和乡镇卫生院严格落实整合政策，县级医院的收益大于博弈双方均表面落实整合政策时的收益，该演化博弈才存在稳定均衡。

五 结论阐释与策略路径

在县乡两级医疗服务纵向整合的具体实施过程中，博弈双方的策略选择由自身所能获得的收益所决定，受制于各种制度规定、医疗机构的资源配置、参与人员的激励监督机制等条件。如何使博弈稳定策略朝着有利于严格落实县乡两级医疗服务纵向整合政策的方向演化，降低博弈演化过程中"囚徒困境"发生的可能性？对此，可从各参数对演化博弈模型鞍点位置的影响的角度来讨论。

（一）凸显县乡两级医疗机构间的共同利益诉求，促进整合政策的有效落实

明确县级医院和乡镇卫生院的功能定位，两者之间的合作是农村医疗服务纵向整合的关键所在。目前县级医院和乡镇卫生院之间的合作较少，仅有的合作大多也是流于形式，缺乏长期有效机制。究其原因，主要是两级医疗机构间缺乏共同利益诉求，合作者之间紧密型的利益关系是维持双方紧密合作的根本动力。[①] 所以，政府部门应制定专门的政策措施，一方面，加强对整合服务的宣传，使不同医疗机构及其医护人员共同识到医疗服务纵向整合的必要性和重要性，增加他们对整合的认同感和积极性；另一方面，制定配套措施，如改革患者医疗费用支付方式，采用预付制的方式，促进不同医院的医护人员主动沟通、主动协作，从而降低病人的医疗费用，同时也引导医护人员提供连续、高效的医疗服务。[②]

（二）优化医疗资源配置，减少整合组织成本

县级医院和乡镇卫生院资源配置、功能定位明显不同。县域医疗资源在县级医院高度集中，优质医疗资源下沉困难，纵向流动缓慢，增加了医疗服务纵向整合的组织成本 d。正如付建华等所言，目前我国医疗资源分布呈"倒三角"形状，这集中表现在城乡之间，即近70%的农村人口只拥有30%的医疗资源。面对日益增长的农村医疗需求，仅仅靠县级医院是不够的，乡镇卫生院还是应该

---

① Wei Wen Chong, Parisa Aslani, and Timothy F. Chen "Shared Decision-making and Interprofessional Collaboration in Mental Healthcare: A Qualitative Study Exploring Perceptions of Barriers and Facilitators," *Journal of Interprofessional Care*, 5 (2013): 373 – 379.

② 钱东福：《城市医疗服务体系整合的理论与实证研究》，科学出版社，2014，第122页。

在满足农村居民基本医疗服务上起支柱作用。① 若大中医院不愿意将资源下沉到基层，各级医疗机构的医疗服务能力差距就会越来越明显，在不同层级医疗机构间展开纵向整合的成本将增大，形成合作交流上的割裂与断层。此外，农村基层医疗机构缺乏完善的信息平台，各级医疗机构间也缺乏患者信息共享、业务交流以及双向转诊的渠道，农村医疗服务纵向整合过程协作成本、建立双向转诊制度的成本等也增加了整合的合作成本，也不利于整合收益 w 的提升。因此，首先，应加大对提升乡镇卫生院以及村卫生室的基本医疗服务能力的投入，提高农村居民对乡村医疗服务的信任度。此外，目前乡村医护人员人少任务重，因此要充实农村基层卫生人员队伍，提升医生的整体素质。最后，在县乡两级医疗机构间建立互通的信息网络平台，乡镇卫生院缺乏分担建设信息网络的经济能力，县级医院虽有经济能力但在整合中少有经济利益，所有政府部门都应该加大这方面的筹资建设力度，以降低整合的执行成本，促使演化博弈鞍点下移。

（三）建立激励约束机制，对参与整合的机构及医护人员进行严格的奖惩考核

参与整合的医疗服务提供者，是县乡两级医疗服务纵向整合的具体执行者和直接推动者，对整合服务的效果起着直接的作用。然而，目前开展整合的地区对参与整合的机构或医务人员没有具体的考核指标和奖惩制度，即使存在也并未完全落到实处，导致参与整合的机构或个人积极性不高。所以，一方面，应增强对开展纵向整合的报酬的感知，对于整合效果评价较高的医疗机构或医护人员个人，给予相应的物质奖励或经费补助；另一方面，政府部门应以制度政策的强制约束力，抑制机构或者个人参与整合政策落实过程中

---

① 付建华、张萍、徐平等：《试论优化我国医疗资源配置：从门诊空间再布局入手规制》，《中国卫生经济》2013 年第 5 期，第 27～29 页。

监督的"群氓心理"，从组织层面、政策规定、行为规范等角度营造良好的医疗服务纵向整合氛围，同时增加额外责惩支付 v，促使县级医院和乡镇卫生院寻求合作。此外，强化医疗服务纵向整合成效感知，通过制定更具针对性的整合政策，基于建立的信息网络平台，及时有效地反馈农村居民的健康需求，增加整合所带来的额外收益 w，弥补整合初期对一些既得利益的损伤。

六　结语

基于演化博弈分析方法，本文对县乡两级医疗服务纵向整合进行了探索性分析，揭示了目前现有政策制度下县域医疗服务纵向整合的"囚徒困境"的利益所在。[①] 与现有的研究相比，对县乡两级医疗服务纵向整合博弈演化行为的分析，从影响演化均衡的参数考虑，表明了参数对纵向整合的影响，阐述了不同政策对纵向整合的作用机制，为制定针对性的整合政策提供了借鉴思路。

然而，县乡两级医疗服务纵向整合是个多方参与且较为复杂的博弈过程，一方面，利益主体除了县级医院和乡镇卫生院之外，还包括卫生行政管理方、医疗保险方、患者等，所以整合需要众多部门和人员共同参与；另一方面，卫生服务的整合还涉及健康促进、药品流通、慢性病防治等各个领域，是一个从上层建筑到底层设计都要进行统筹的过程。[②] 县乡两级医疗服务纵向整合的效果与各个主要利益主体皆息息相关，任何一方的策略选择都会对整合的效果产生影响，这就需要在整合实施过程中考虑到博弈双方的成本和利益，换句话说，县乡两级医疗服务纵向整合是否能够得到县级医院、乡镇卫生院等主要利益相主体的支持和严格落实整合政策措

---

① 彭皓玥:《公众权益与跨区域生态规制策略研究——相邻地方政府间的演化博弈行为分析》,《科技进步与对策》2016 年第 7 期, 第 42 ~ 47 页。

② 张亮:《健康整合: 引领卫生系统变革》, 科学出版社, 2014, 第 70 页。

施，关键在于它们是否能够在整合中获取利益，做出有利于整合的策略行为。县级医院和乡镇卫生院的医疗服务纵向整合的主要措施之一是分级诊疗，让常见病、慢性病等可以在乡镇卫生院进行治疗的患者分流到乡镇卫生院进行诊治，减轻县级医院的压力，提高优质医疗资源的利用效率，而乡镇卫生院由此能够得到更多的病源，从而进一步提升医护人员工作的积极性。因此，县乡两级医疗服务纵向整合可以形成共赢的局面，这也是政府部门推行整合等医改政策的前提和根本原因。但是，从上文理论分析结果和文献中可以看出，整合想要顺利实施并且严格落实，还是存在几个主要问题。第一，首先，乡镇卫生院医疗服务能力较低，由于日常公共卫生工作繁重，其医疗服务业务已经进一步被削弱，临床医生严重匮乏，医疗设备缺乏且落后，导致在应对整合的工作任务安排时，常常也是有心无力，疲于应付；其次，基层医护人员工资待遇水平不高，让他们承担额外的工作的话，积极性会大受影响。第二，县级医院和乡镇卫生院无论是在医疗设备上还是在医护人员医疗水平上，都有不小的差距，这会导致县级医院的医生不敢参照乡镇卫生院的检查结果，不敢将病人下转到乡镇卫生院进行后期康复治疗。第三，县乡两级医疗服务纵向整合目前没有明确的利益分配或补偿机制，政府部门目前对农村医疗服务整合的重视和投入相对不足，县级医院将优秀的医护人员安排到下级医疗机构去坐诊或者查房，必然会对本院的日常工作安排造成影响，短时间内成本会大于收益，因此，如何调动县级医院及其医护人员的积极性也是必须要考虑的问题。综上所述，县乡两级医疗服务纵向整合要得到严格落实，达到好的效果，首要是必须完善政策制度及配套措施，尽可能从整合内部促进医疗机构及医护人员参与并严格落实整合的政策措施，并加快提升乡镇卫生院的医疗服务能力。总而言之，整合这条医改之路是漫长而艰辛的，只有各方共同参与并为之努力，在利益博弈中不断磨合、不断调整，寻求最优策略，找到共赢的措施，最终才能获得成功。

最后，除了上述提到影响整合成本和收益的因素外，还有很多因素值得进一步深入研究。笔者在接下来的研究中将继续探索新的激励约束条件，完善博弈模型，从更深层次剖析整合中各方的动力和阻力，为政府制订农村卫生事业发展改革规划提供更加科学、翔实的理论依据。

（责任编辑：肖世伟）

中国卫生管理研究

2017 年第 1 期　总第 2 期

第 58~72 页

© SSAP, 2017

四种医联体模式的比较分析[*]

肖俊辉　伍洲颂　苏健韵　杨云滨　王　娜[**]

摘　要：随着新医改的推进，医疗联合体（以下简称医联体）成为医疗体制改革的热点话题。本文选择上海、辽宁沈阳、江苏镇江、湖南衡阳南华医院这四种医联体分别作为松散型、半紧密型、紧密型模式和"互联网＋"医联体的代表，对其基本情况进行介绍，并从联系纽带、组织特点、优点和存在问题等方面进行比较。

关键词：医联体模式　松散型　半紧密型　紧密型"互联网＋"医联体

---

[*] 本文为广东省哲学社会科学"十三五规划"项目"基于分级诊疗导向的医联体实施效果比较分析"（项目号：GD16XGL44）、东莞市 2015 年文化精品项目"以基层医疗机构发展为导向的不同医联体模式实施效果比较分析"、广东医学院 2015 年人文社科类重点培育项目"促进我国医联体发展制度耦合暨医联体发展模式选择研究"的阶段性成果。

[**] 第一作者：肖俊辉，湖南祁东人，广东医科大学卫生法规与政策研究所副教授，研究方向为卫生政策、卫生管理，电子邮箱：717067007@ qq. com；伍洲颂，南华医院；苏健韵，广东医科大学；杨云滨，广东医科大学；通信作者：王娜，广东医科大学，电子邮箱：86193325@ qq. com。

公立医院改革作为新医改的难中之难和重中之重，其改革的方向和措施一直为公众所关注。近几年来，在众多的公立医院改革活动中，作为医疗资源整合的医联体实践渐渐引起业界的重视。在2013年1月的全国医疗管理工作电视电话会议上，卫生部原副部长马晓伟提出了"2013年将选择若干大中型城市，建设医疗联合体，以大型公立医院的技术力量带动基层医疗卫生机构能力提升和共同发展，推动分级诊疗格局形成"。① 2013年3月，卫生部原部长陈竺在十二届全国人大一次会议上明确指出"医改下一步的重点是建立医联体"，② 从而建立医联体成为我国公立医院改革的重要方向和举措。2015年11月，国家卫计委下发了《关于进一步规范社区卫生服务管理和提升服务质量的指导意见》，在该意见的第二部分中着重提到了加强与公立医院的上下联动，探索医疗联合体建设等内容。自2013年以来，诸多地区提出了医联体建设的目标并进行了医联体的实践活动，如北京在2014年提出计划三年内建50个医联体，黑龙江省2015年初提出年内全省要建100个医联体等，上海、武汉、南京、长沙、重庆、青岛、中山、衡阳、汕头等地区都进行了医联体实践活动的探索与推广。据不完全统计，截至2015年底，全国有430多家医联体。③

医联体的实质是把一个区域内的医疗资源进行整合，以优化资源配置，目的是引导患者分层次就医，提高医疗资源的效率和效益。国外大多数不使用"医联体"的概念，而是采用"整合医疗"的概念。20世纪末的美国，医疗服务体系面临着成本上升、机构

---

① 中华人民共和国国家卫生和计划生育委员会：《2013年全国医疗管理工作电视电话会议在北京召开》，http://www.moh.gov.cn/wsb/ppic/201301/3025ace64fad4deb975a7337b85d27bd.shtml，最后访问日期：2015年12月25日。

② 田丰：《卫生部部长陈竺：医改下一步重点是建立"医联体"》，http://www.china.com.cn/news/2013lianghui/2013-03/06/content_28144251_2.htm，最后访问日期：2016年3月20日。

③ 张曙霞：《松散"医联体"困境》，http://finance.sina.com.cn/manage/mroll/2016-01-12/doc-ifxnkkuy7969117.shtml，最后访问日期：2016年6月20日。

质量参差不齐、许多教学医院出现病床被普通患者占满而危重病人却住不进来等情况，于是掀起了整合医疗服务体系的热潮。[1] 英国在 20 世纪 90 年代末开始推进医疗服务体系的资源整合与一体化，把国民健康保险制度（NHS）体系内部的各个部分很好地组织起来，形成"医疗网络"，目的是为所在区域的居民提供包括医疗、卫生、保健以及社会照顾体系等为一体的医疗健康服务。[2] 当前，我国大医院人满为患而基层医疗机构门可罗雀的形势依然严峻，如何实现有序的分级诊疗是当前医改亟须解决的课题。人口老龄化日益严重的时代背景和"十三五"规划中"健康中国"战略的落地也凸显出我国集医疗、预防和社会照顾体系等为一体的医疗服务体系的建设更为迫切，从而医联体作为区域卫生资源整合的重要手段，近年来出现快速发展的趋势有其必然性。

一　上海、沈阳、镇江、衡阳南华医院四种医联体模式的基本情况介绍

医疗联合体，简称为医联体，又称为医疗共同体或医疗集团，主要是指不同层级医疗卫生机构通过纵向或者横向的资源整合所形成的医疗组织，一般采取的形式是以三级综合性医院为核心，联合区域内的专科医院、二级医院和基层医疗机构而成。[3] 根据联合体内医疗机构之间联系的紧密程度，可分为松散型、半紧密型和紧密型。紧密型医联体是指联合体内医疗机构由核心医院直接举办或者通过购买、兼并等多种形式形成的联合体，医联体内所有医疗机构

---

① 郭凤林、顾昕：《激励结构与整合医疗的制度性条件：兼论中国医联体建设中的政策思维模式》，《广东行政学院学报》2015 年第 10 期，第 13 页。

② 朱凡等：《上海瑞金－卢湾医疗联合体实施现状与对策》，《中国医院管理》2014 年第 9 期，第 21 ~ 23 页。

③ 姜立文等：《我国区域纵向医联体模式及发展现状》，《医学与社会》2014 年第 5 期，第 35 ~ 38 页。

是一个整体，人、财、物完全统筹管理。① 半紧密型医联体是指在联合体内部医疗机构资产所属关系不变的前提下，由医联体核心医院与各医疗机构签订经营管理合同，负责医联体内所有医疗机构的运营管理。② 松散型医联体模式是指联合体内核心医院与其他医疗机构无经营管理上的联系，仅仅采取合作联营的模式，在技术、设备、人才培训等方面资源共享，共同发展。"互联网＋"医联体是指以互联网为介质，以信息技术和智能医疗设备为基础，包括物联、人联、数据联和服务联的新型医联体。本文选取上海、辽宁沈阳、江苏镇江、湖南衡阳南华医院分别作为松散型、半紧密型、紧密型和"互联网＋"医联体的代表进行介绍分析（见图1）。

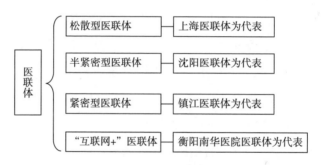

图1　四种医联体模式

1. 松散型——上海瑞金－卢湾医联体模式

瑞金—卢湾区域医疗联合体于2011年1月28日组建，该医联体由瑞金医院为龙头，卢湾分院和东南医院两家二级医院以及四家社区卫生服务中心组成。③ 该医联体建立初就制定了5年内在成员单位中逐步实现科学的融合，并使区级专科医院进入联合体中，进一步完善医疗联合体架构和分层次的医疗体系，畅通双向转诊和医

---

① 方鹏骞等：《医联体联动模式及其核心医院改革前后综合效益分析——以武汉市为例》，《中国医院管理》2014年第7期，第14～16页。

② 方鹏骞等：《医联体联动模式及其核心医院改革前后综合效益分析——以武汉市为例》，《中国医院管理》2014年第7期，第14～16页。

③ 姜立文等：《我国区域纵向医联体模式及发展现状》，《医学与社会》2014年第5期，第35～38页。

疗资源整合的发展规划。①

瑞金－卢湾医联体以试点签约的方式，与卢湾区内的居民签约，签约的居民在医联体内检验的结果各医疗机构共享，在社区服务中心即可预约二级、三级医院专家门诊，并建立完备的医疗档案且会及时更新。② 在人员培训方面，分层吸收各社区医院和二级医院医务人员到上级医院培训，龙头医院定期派专家到下面两层级医院进行会诊。③ 医联体内部进行的医务人员培训，及龙头医院对下级医院的技术支持，提高了基层诊疗水平。

瑞金－卢湾区域医疗联合体建立初期制定了五年规划，预期前三年通过搭建信息平台和区域内建立辅助诊断中心等使社区建立专病专科的预约制度。目前瑞金－卢湾医疗联合体影像诊断中心建设工作已完成，临床检验中心也基本完成了基础设施和信息化建设。还推进了远程医疗、行政办公自动化系统，以及临床知识库建设、跨院财务结算平台建设等。这些平台的建设使得各医疗机构工作得以联通，尤其在各机构之间可以开展跨院的一站式付费。

2. 半紧密型——辽宁沈阳医联体模式

根据沈阳卫计委、沈阳财政局、沈阳人社局联合下发的《2015—2017年沈阳区域医疗联合体建设实施方案》要求，从2015年开始，到2017年至少要形成28个医联体。④ 沈阳市按照2015年出台的《沈阳区域医疗联合体系建设指导意见（征求意见稿）》，以三级医院为龙头，若干二级医院为骨干，一定数量的社区卫生服

---

① 朱凡等：《上海瑞金－卢湾医疗联合体实施现状与对策》，《中国医院管理》2014年第9期，第21～23页。

② 朱凡等：《上海瑞金－卢湾医疗联合体实施现状与对策》，《中国医院管理》2014年第9期，第21～23页。

③ 朱凡等：《上海瑞金－卢湾医疗联合体实施现状与对策》，《中国医院管理》2014年第9期，第21～23页。

④ 尚志文：《沈阳拟试点建立28个医联体》，《沈阳日报》2015年3月12日，第3版。

务中心或乡镇卫生院为基础建立医联体[1]。龙头医院将承担一定的为重急症和疑难病症的诊疗及人才培养等任务，并且承担区域内或辖区内突发公共卫生事件的医疗救治和技术支持；骨干二级医院负责基本医疗服务和危重急症病人的抢救；基层卫生机构将承担常见病和多发病的初级治疗、慢性病管理和康复等服务。

辽宁省人民医院与沈阳市沈河区风雨坛社区卫生服务中心协作成立了医疗联合体试点，这是沈阳区域内首批医疗联合体试点之一，辽宁省人民医院的医生定期到社区卫生服务中心坐诊，也就是说市民花一级医院的钱同时可以享受三级医院的诊疗服务。医联体成立后，辽宁省人民医院与社区卫生服务中心在医疗管理、医疗服务、人才培养、双向诊疗、资源共享、大型检查类治疗项目等方面实现了合作。[2] 如辽宁省人民医院选派专家到风雨坛社区卫生服务中心进行技术指导，患者在一级甲等医院可以享受到三级甲等医院的服务。而对于风雨坛社区卫生服务中心处理不了的疑难病例及重症患者，可以直接转诊到辽宁省人民医院，并享受合作医院转诊病人免除挂号费、诊查费，给予优先就诊，安排住院等优惠政策。

医联体内除医务人员、设备共享外，还通过搭建数字化、网络化卫生信息平台，真正达到资源共享、检查结果互认，简化患者转诊的办理手续，减轻患者的就诊负担。

3. 紧密型——江苏镇江医联体模式

江苏省镇江市于 2009 年 11 月 6 日成立了两大医疗集团——江苏江滨医疗集团和江苏康复医疗集团。[3] 同样是以三级医院为龙头，联合二级医院和社区卫生服务中心。起初医疗集团的组建是采取

---

① 杨薇：《"大医院"增援"小医院"沈阳试点"医联体"诊疗模式》，《华晨商报》2015年3月6日，第4版。

② 杨薇：《"大医院"增援"小医院"沈阳试点"医联体"诊疗模式》，《华晨商报》2015年3月6日，第4版。

③ 曾耀莹：《医联体镇江样本——镇江医疗集团的破与立》，《中国医院院长》2013年第8期，第48~51页。

"政策主导下的医院自主选择"方式,但经过一段时间的运行,最终采纳了"划区而治",是为了实现医疗资源的均衡以及受限于强大的行政体系。"划区而治"的优点是在保留了患者流动性的同时,确保了集团与集团之间的竞争性。

镇江医联体重点提高社区卫生机构服务能力,有效解决群众看病难问题,逐步形成社区首诊、分级诊疗、双向转诊、上下联动的医疗服务体系。[①] 集团加强了对社区卫生服务机构的扶持,增强社区卫生服务中心医疗服务及经营管理等能力。在临床服务支持上,集团将安排医生到社区全日制坐诊,定期送医生下社区,开设专家、专病、专科特色门诊,提高社区常见病、多发病诊治水平,并对社区急需专业如康复理疗、急诊等专业进行重点培训。

镇江医联体以社区首诊引导患者逐级诊疗,依附信息平台,建立基层医疗机构与集团医院的预约诊疗服务,包括专家、检查、住院预约;建立对社区的上转病人提供优先服务、能够下转的病人及时下转到社区卫生服务机构的绿色通道,并且通过信息平台提供患者基本信息和治疗指导。

4. "互联网+"——湖南衡阳南华医院医联体模式

南华大学附属南华医院"互联网+"医联体项目以南华医院为核心,引入社会资本苏州极致医疗技术有限公司,应用互联网信息技术及智能医疗硬件,打造了衡阳首个互联网医疗服务平台和医疗健康大数据信息平台。以"学科医联体"形式,联合区县级医院、基层医疗机构,构建以在线医疗、远程会诊等为基础的"互联网+"新型医联体。南华大学附属南华医院与苏州极致医疗技术有限公司于 2015 年 12 月签订《"电生理数据服务中心"项目合作协议》,前期投资约 2000 万元,成立了远程心脏诊疗中心,并正常运营。后期目标是建立"南华医院胸痛中心、南华医院区域临床检验

---

① 钱坤、沈春来:《江苏"镇江模式"》,《决策与信息》2012 年第 9 期,第 40 页。

及病理中心、南华医院远程重症监护室（E‐ICU）"等。目前该项目已经获得衡阳卫计委、社会保障部门的支持。

南华医院联合苏州极致医疗技术有限公司通过信息技术和医疗智能设备完成了与衡阳地区 63 家基层医院的网点建设。南华医院以心血管内科、心电图室为中心向医联体内各成员机构提供开展远程诊疗活动所必需的医疗设备及软件系统，面向医联体成员机构及患者提供远程心电图会诊、远程心电监护及远程视频会诊、远程教学、远程查房等，建成了"远程心脏诊疗中心"数据中心，直接接收基层医疗机构患者使用智能心电图设备形成的数据。

形成诊断转诊平台。基层病人使用智能心电图监控设备，其心电图数据直接传输到远程心脏诊疗中心，由中心医生做出诊断，基层医院能处理的病人，中心医生指导基层医生诊治；基层医院不能治疗的病人转诊至南华医院进行治疗。此举一方面解决了基层医疗机构心血管医师缺失的问题，另一方面让病人在家里或者基层医疗机构就能享受到三级医院医师的诊疗服务，这受到基层医疗机构和患者的广泛欢迎。

二　四种医联体模式的比较

我国较大规模的医联体实践活动虽然只有几年时间，但几年的实践使医联体的实施效果及存在的问题逐步呈现出来。下面对前述的四种医联体模式分别从联结纽带、组织特点、优点和存在问题四个方面进行比较分析（见表1）。

表 1　上海、沈阳、镇江三地及南华医院医联体模式比较

医联体名称	模式类型	联结纽带	组织特点	优点	存在问题
上海医联体	松散型	医疗技术	医联体内各成员不仅保留独立法人性质，在经营上也无实质的联系	快速引导患者分层就医	各成员的利益联系不密切，协调较困难；医联体内部效率低

续表

医联体名称	模式类型	联结纽带	组织特点	优点	存在问题
沈阳医联体	半紧密型	医疗技术和管理	人事调配权，经营决策权掌握于核心医院，但各医联体成员是独立法人，自负盈亏	基层医院的业务收入增加；医疗机构在财务方面拥有自主权	联合的基础比较脆弱；核心医院掌握资源，其调度资源容易出现不公平现象
镇江医联体	紧密型	资产	由卫计委办，集团管。人事调配权、经营决策权、责任的承担都由集团掌握	管办分离，强化了卫计委的监管职能；统一的行政管理体系，提高了集团整体效率	隶属于各层级政府医院的整合困难较大，资产整合、重建组织体系、文化磨合等耗时、耗力
衡阳南华医院	"互联网+"松散型	信息技术和智能医疗设备	医联体内各成员不仅保留独立法人性质，在经营上也无实质的联系；社会资本参与	医联体规模扩大迅速；基层医疗机构对某些病种诊治能力快速提高；利益分配明确	对基层医疗机构的内涵发展提升作用有限

1. 联结纽带的比较

从组织联结的形式上来看，上海瑞金－卢湾医联体这一松散型模式，是以技术为纽带，主要是通过大医院在医疗技术方面对下级医疗机构进行指导、帮扶，使医联体内的成员组合在一起，成员之间的经济利益不挂钩。

而辽宁沈阳医联体模式的组织联结较松散型紧密些，它们的成员之间是以技术和管理联结在一起的，主要体现在核心医院对下级医疗机构除了进行技术帮扶外，下级医疗机构的人员调配、经营决策管理也由核心医院负责，下级医疗机构采用核心医院的管理制度、方法和流程，上级医院从下级医疗机构分配一定的经济利益。

江苏镇江的康复医疗集团的组织联结非常紧密，成员之间是以资产为纽带联结在一起的，集团对组织内所有成员单位的人、财、物实行全面的统一分配和运营管理，成员之间的经济利益完全一致。

衡阳南华医院医联体的组织联结是较为松散的，主要以互联网技术和智能医疗设备为联结纽带，成员单位在合作项目上利益分成，各成员单位自主经营、自负盈亏。目前正在由南华医院对医联体成员在合作项目方面的医疗质量实行统一管理制度。

2. 组织特点的比较

上海瑞金－卢湾的组织形成是以技术为纽带，组织内的各医疗机构保持着独立法人的性质，该医联体是以章程共同规范各成员的，并且成立了由区县政府、上海申康医院发展中心、上海交通大学以及医联体内各医疗机构成员单位的领导组成的理事会[①]，理事会作为最高的决策机构，负责讨论制定医联体内重大事件的计划，以及计划的实施，在人、财、医保方面保持独立，没有涉及各级医疗机构之间的根本利益，未形成依靠利益和责任的紧密关联。

而辽宁沈阳医联体在体制不变、政府支持政策不变、机构的非营利性质以及职能不变、职工隶属关系和性质不变的前提下，核心医院扮演了医联体内最高决策机构的角色，掌握着各基层医院的人事调配权和经营决策权，而下级医院仍然是独立核算、自负盈亏和独立承担民事责任的，其本质是一种托管形式。

江苏镇江的康复医疗集团，镇江市政府委托卫计委作为出资人，履行办医职能。集团建立理事会，由卫生局领导、院领导及利益相关者代表组成，同时建立了经营管理层——监事会，监事会由卫生局党委书记担任负责人，并且实行集团为一级法人，医院为二级法人的两级法人制度[②]，也就是实行了"政府办、集团管"的模式。在这种管理模式下，按照集团制定的相关规范，统一工作制度、统一质量标准、统一技术规范，并认真执行服务规范和操作

---

① 林婧等：《上海市瑞金－卢湾医疗联合体运行模式的实践与思考》，《医学与社会》2013 年第 7 期，第 25～27 页。

② 王晓波：《刍议镇江康复医疗集团的改革及成效》，《价值工程》2012 年第 3 期，第 278～279 页。

流程。

南华医院"互联网+"医联体实行理事会负责制。理事会理事长1名，由南华医院院长担任；副理事长2~3名，由市、各区县卫计委领导担任；理事由各成员单位院长及相关负责人组成。医联体理事会下设办公室，办公室设在南华医院，成员由医联体内各医疗机构指定的部门负责人（或专门联络人）组成，办公室具体负责理事会的日常工作。

3. 优点的比较

上海瑞金－卢湾医联体的主要优点是引导患者分层就医。上海是个大都市，不但本地居民多、就医需求量大，而且上海地区有不少大医院的医疗技术在全国范围内是属于高水平的，吸引了大量外地居民前来求医，导致上海的门诊量非常大。而上海的基层医疗机构一直发展较好，因此，为了让大医院更好地诊治疑难杂症、救治危急重症，分级诊疗极为迫切。组建瑞金－卢湾医联体的目的就是利用各层级医院的医疗技术优势引导大众分层次就医，其以医疗技术为联结的医联体模式，能实现基层医疗机构的患者可以根据病情直接转诊到上级医院，从而科学引导居民的就医方向，即更快地引导患者分级诊疗。

辽宁沈阳医联体的主要优点是促进了基层医疗机构的发展。首先，辽宁沈阳的组织架构模式是以技术帮扶和管理为核心的，在上级医院的技术帮扶下，县医院的服务能力和医院服务效率得到了提高，使县医院医疗服务数量得到了增加，从而其业务收入也有所提升。其次，县级医院的医疗服务能力提升以及技术水平的提高，强化了县级医院在县区域内的医疗技术的核心地位，也带动了乡镇卫生机构医疗技术的发展。最后，在保持独立法人地位、公益性质不变的前提下，各卫生机构在财务方面拥有一定的自主权，这提高了卫生机构的积极性。

江苏镇江康复医疗集团的主要优点是管办分离，集团自主追求整体最优。一方面，医疗集团形成后，初步做到了管办分离，促进了医院所有权和经营权进一步分离，强化了卫计委的监管职能；另一方面，组建集团的自主权得到了扩大，集团负责办医，统一了行政管理体系，对集团内资源进行优化配置，加强了对集团内医院的绩效考核和制度建设，提高了集团内医院的运行效率、效益和服务质量，细化和完善了法人治理的机制。

南华医院"互联网＋"医联体的优点主要是医联体的形成与规模的扩大较为容易，各级医疗机构的利益分配明确。这种大医院联合社会资本与县区医院、基层医疗卫生机构等建立利益分成的医联体，秉着双方自愿的原则，不需要卫生行政部门和地方政府的大力介入；这种医联体既有利于大医院稳定地获得大病及疑难病病人的来源，又解决了基层医疗机构相关专科医师的短缺以及相关医疗设备不足的问题，形成大医院、中小医院、基层医疗机构以及社会资本多方共赢的局面；不但基层医疗机构参与积极性高，而且容易获得地方政府、卫生行政管理部门和社会医疗保险管理部门的支持。另外，这种医联体有利于提高基层医疗机构合作项目的诊疗能力。此外，医联体内各医疗机构和社会资本之间的利益分配通过合同规定得以明确划分。

4. 存在问题比较

上海瑞金—卢湾的松散模式存在如下主要问题。第一，各成员的利益联系不密切，协调较困难。因为各成员都是独立法人，没有统一的财政分配管理，责任各自承担，而上级医院下派专家增加了医院成本，而且分流病人会减少医院的收入，使得上级医院在技术资源的共享上有所保留，下派专家的积极性会降低。而组织形式的松散以及医联体内部各成员利益的独立，容易导致各医疗机构之间因利益冲突及管理目标差异出现沟通困难、难以协调的情况。第二，各成员保持独立的法人机构，以及体制、财政来源不同，在人事、资金、资产等方面难以进行统一运作，降低了医联体内部的工作效率，有权责不明的事情容易出现层层推诿的现象。

辽宁沈阳医联体模式存在以下主要问题。第一，成员之间的联合基础比较脆弱。这种模式的医疗资源整合的动力没有真正得到解决，因其是一种技术与管理为纽带的半紧密整合，联合的成员自负盈亏使各成员追求自身利益最大化，容易导致利益冲突。第二，人事调配、经营管理等权力掌握在核心医院手中，而各成员经济利益独立，在资源分配、管理上，难免会出现不公平的现象。

江苏镇江康复集团这种紧密型医联体模式的组织结构存在的问题不如其他两种模式显著，但是紧密型医联体模式的组建难以一蹴而就，因为我国各级医院归属于不同级的政府，要实现产权的一体化需要各级政府的协调和配合。因此，这种紧密型模式的组建需要相当长的一段时间去探索，需要政府作为顶层设计者引导各医疗机构互相磨合，需要政府科学地进行区域卫生资源的配置和出台相关政策来推动。无论是医疗机构成员之间的组合选择，还是成员之间的资产整合、文化磨合、管理统一，都是一项耗时、耗力的工作。

南华医院"互联网＋"医联体存在的主要问题是对基层医疗机构的内涵发展作用有限。南华医院医联体目前还只是初级阶段，南华医院胸痛中心、南华医院区域临床检验及病理中心、南华医院远程重症监护室 E－ICU 都还处于计划阶段。由于该医联体是松散型的，医联体内各个医疗机构之间只有在合作项目方面的联系紧密，其他各方面联系不紧密，从而在医联体内并没有形成内部统一的、规范的医疗服务管理，而且大医院对下级医疗机构的人才培养方面没有积极性，也就导致医联体内的大医院对基层医疗机构的内涵发展不会给予过多的关注。

三 讨论

我国看病难问题主要体现为大医院"一号难求"或"一床难

求"，其原因是群众无论大小病都挤往大医院、好医院，而不是优先选择去基层医疗机构或一级医院就诊。看病贵的原因很多，如药价的虚高、大检查与大处方等，但与看病难也有内在的联系，因为我国医院医疗服务价格是按照分级定价的原则定价的，同样的医疗服务三级医院的价格高于二级医院，二级医院又高于一级医院。以2014 年各级医院医药费数据为例来看，三级医院的次均门诊费用分别是二级医院和一级医院的 1.53 倍和 2.15 倍，而住院人均医药费三级医院分别为二级医院和一级医院的 2.37 倍和 3.24 倍。[①] 从2014 年各级医院的门诊诊疗人次数来看，一级医院的诊疗人次数仅为三级医院的 13.2%，这一数据既说明在历经了 5 年医改的 2014年，看病难问题仍未得到有效缓解，也说明病人大量前往大医院就诊间接推动了医疗费用的上涨，造成了看病贵的结果[②]。因此，"看病难、看病贵"问题解决的关键点是大力整合医疗卫生资源，推动优质资源下沉，大力提高基层医疗机构的服务质量和水平，并提高整个卫生系统的效率和效益。因而对医联体模式的比较分析也是以此为基础来进行的。

上述四种医联体模式的做法大致相同，成员的组成都是以三级医院为核心，二级医院为骨干，联合社区卫生医院为首诊医院，达到分级诊疗的目的；重视信息平台建设，方便资源共享。但在联系纽带，组织特点、优点和存在的问题等方面又各有不同。本文认为松散型医联体适合各级医疗机构医疗技术水平都较好的地区，通过医联体分工协作快速形成分级诊疗体系；"互联网＋"医联体适合基层医疗机构及医疗技术水平较差的地区，可以通过信息技术和智能医疗设备快速提高基层医疗对某些疾病的诊疗水平。通过对这四

① 肖俊辉等：《从新医改政策效果论医联体模式选择》，《西安电子科技大学学报》（社会科学版）2016 年第 4 期，第 25 页。

② 肖俊辉等：《从新医改政策效果论医联体模式选择》，《西安电子科技大学学报》（社会科学版）2016 年第 4 期，第 25 页。

种模式的比较，本文认为江苏镇江的康复医疗集团是值得推广为我国医联体模式发展的案例。其以资产为联结纽带的医疗集团就如同一个企业集团一样，使得各成员有共同的章程可循，有共同的利益目标，资产分配有理事会管理，医联体会主动优化资源配置、统一管理，追求整体最优，提高医联体的效率和效益，容易建立科学、有序的分级诊疗；在具体措施上，也就是从大医院入手，以政府或卫生行政部门为主导，行政部门发挥规划与引导的作用，以医疗服务为载体，以资产为纽带，按区域形成集团医院。参考镇江的康复医疗集团，除了纵向整合资源，还可横向发展，综合性医院与专科医院合作组成集团医院，使医联体内部成员差异化发展，形成互补。

以信息技术和智能设备为基础的"互联网＋"技术可以作为技术手段广泛应用于医疗卫生领域，这也是大势所趋，无论是松散型、半紧密型和紧密型医联体都可以有效加以应用，这对于提高这些医联体运营的效率和效益都有较大帮助。

只有有效形成上下级医院的分工协作，提高基层医疗机构的服务质量和水平，让患者信任基层医疗机构，才能促进患者回归社区首诊，从而引导患者分层就医，有效实现分级诊疗，解决"看病难、看病贵"问题；只有对现有卫生资源进行有效的整合，才能杜绝大医院规模越来越大，出现拥有数千张病床甚至上万张病床的"超级医院"而基层医疗机构业务日益萎缩，预防保健功能不断弱化等情况的发生。因此，作为医疗资源整合重要方式的医联体实践活动应该做更多的探索，理论界和学术界也应该做进一步的探讨和总结。

（责任编辑：孙智敏）

中国卫生管理研究

2017 年第 1 期 总第 2 期

第 73～94 页

© SSAP, 2017

基于需方视角的三级医疗机构卫生
系统反应性研究

——基于 Z 市的调查

郭振友 马明霞*

摘 要: 卫生系统反应性是卫生系统绩效评价的一个主要维度,同时,医疗机构的卫生系统反应性亦是影响现阶段医患关系的重要因素。本文以 Z 市为例,借鉴 WHO 研制的关键知情人调查表,从需方的角度分析了三级医疗机构卫生系统反应性的水平与分布,并对影响反应性水平的社会经济等因素进行了分析。研究结果显示,所调查地区三级医疗机构卫生系统反应性的水平偏低,特别是反应性中的自主性、保密性、及时性等方面,而且,三级医疗机构卫生系统反应性的分布公平性不容乐观;进一步对影

* 郭振友,硕士研究生,桂林医学院人文与管理学院副教授,主要研究方向为社会医学与卫生事业管理,Email: 362032792@ qq. com。通信作者:马明霞,硕士研究生,桂林医学院人文与管理学院副研究员,主要研究方向为医院管理,Email: 549892183 @ qq. com。

响三级医疗机构卫生系统反应性的社会经济等因素进行 Logistic 回归分析，结果显示，年龄、社会医疗保障、尊严、自主性、保密性、交流、及时性、社会支持网络、基本设施服务质量、选择性、户口等在不同程度上影响着三级医疗机构卫生系统反应性评价。针对以上三级医疗机构卫生系统反应性的现状及其影响因素，应不断调整医疗卫生资源特别是优质医疗资源的配置结构，建立较完善的分级诊疗制度；同时进一步加强医疗服务的信息化建设，优化患者就医流程；此外，在医疗卫生服务提供的过程中，应注意将规范化诊疗与个性化诊疗相结合，从而最终改善三级医疗机构卫生系统反应性。

关键词： 医疗机构　住院患者　卫生系统反应性

世界卫生组织（WHO）在《2000 年世界卫生报告》中首次提出了卫生系统绩效评价的新框架，新框架指出，健康、卫生系统反应性和卫生筹资公平性是卫生系统绩效评价的三个维度，对应健康水平、健康分布、卫生系统反应性水平、卫生系统反应性分布与卫生筹资公平性 5 个指标。[①] 卫生系统反应性是指卫生系统对人们改善非健康方面普遍、合理的期望的认知和适当的反应。[②] 卫生系统反应性强调了两个方面的内容，即非健康和普遍、合理的期望，因此卫生系统反应性并不包括人们对健康改善方面的期望。[③]

世界卫生组织在《2000 年世界卫生报告》中指出，卫生系统反应性由两个部分组成，其中一个部分是"对人的尊重"，最初，

[①] WHO, Health Systems: Improving Performance, Geneva: World Health Organization, 2000, pp. 31 – 32.

[②] Amaade de Silva, A Framework for Measuring Responsiveness, Geneva: World Health Organization, GPE Discussion Paper, 1999, p. 32.

[③] Nicole Valentine, Amala de Silva, Health System Responsiveness: Concepts Domains and Operationalization, WHO, 2000.

该部分包括尊严、保密性和自主性三个方面，但在 2001 年世界卫生组织又新增加了"交流"条目。第二部分是"以人为中心"，具体包括了及时性、社会支持、基本设施质量和选择性四个子条目。① 由于卫生系统反应性强调的是对普遍、合理的期望的一种认知，而不同国家和地区或不同社会、经济文化的群体对所谓普遍、合理的期望的概念与定位存在着差异，因此世界卫生组织及相关研究者指出，在卫生系统反应性的研究过程中，应根据不同国家或地区等因素的具体情况，调整卫生系统反应性中各个子条目的权重。② 例如，在对门诊机构或者医疗机构中的门诊患者进行卫生系统反应性调查时，卫生系统反应性中的社会支持子条目就不适合纳入对反应性的测量与评价中。

在卫生系统反应性的测量方法方面，WHO 研发并推出了较为灵活的数据采集策略和多种调查方式相结合的方法。目前，在卫生系统反应性的测量策略和工具方面，主要有 4 种调查量表，分别为关键知情人调查、家庭调查、信访调查以及其他调查。其中，在实际研究过程中应用最多的是关键知情人调查。这是因为，由于关键知情人调查所花费的时间和成本较少，因此被认为是短期内收集卫生系统反应性数据的有效工具。③

自《2000 年世界卫生报告》发布以来，世界各地研究者陆续展开了卫生系统反应性方面的研究。2003 年，世界卫生组织在南非开展了一项基于人群的世界健康调查，通过评估卫生系统的反应性程度，并比较个人在公共和私人卫生服务机构的不同经历来评估成

① Christopher J. L. Murray& Julio Frenk, WHO Frame Work for Health System Performance Assessment. GPE Discussion Paper, Geneva, WHO, 1999.

② Nicole Valentine, Amala de Silva, Christopher J. L. Murray, Estimating Responsiveness Level and Distribution for 191 Countries: Methods and Results, *GPE Discussion Paper*, No. 22, EIP/GPE/FAR, World health Organization, 2000.

③ Amala de Silva, Nicole Valentine, "Measuring Responsiveness: Results of a Key Informant Survey in 35 Countries," *GPE Discussion Paper*, No. 21, Geneva: WHO, 2000.

员国的卫生系统绩效。研究结果显示，影响门诊服务反应性的主要因素有及时性、交流和自主性等；同时，结果还显示，公共卫生服务机构的反应性明显低于私人卫生服务机构。[①] 2005年，安杰拉·库尔特（Angela Coulter）等人在德国、意大利等8个欧洲国家进行随机人群电话调查，调查医生与患者之间的交流、就医选择性和自主性等。调查结果显示，患者普遍希望在医疗服务决策方面有更多的自主权。[②]

WHO公布《2000年世界卫生报告》后，国内相关学者相继展开了对卫生系统反应性的研究。国家卫计委卫生统计信息中心于2001年在全国23个省、自治区、直辖市，通过关键知情人调查方法和工具进行了调查与分析。研究结果显示，我国的卫生系统反应性并不容乐观，特别是医疗卫生机构。我国的卫生系统反应性在"对人的尊重"方面，表现相对较好的是"尊严"和"保密性"，表现相对较差的是"自主性"和"交流"；在"以人为中心"方面，表现相对较好的是"社会支持"，表现相对较差的是"基础设施质量"。之后，国内学者从关键知情人视角、患者视角、医务工作者视角以及人群的视角分别对各个地区的卫生系统，特别是医疗卫生机构如社区卫生服务机构、综合性医疗机构以及私人医疗机构的反应性进行了测量与评价。

在不断深化医药卫生体制改革和积极推进卫生服务供给侧改革的同时，对需方即卫生服务利用方的研究同样不容忽视。而且，虽然WHO研发的关键知情人调查问卷将关键知情人确定为各级与卫生系统相关行业的、对卫生系统有一定程度了解的，不同层次的领导、专家、学者、工作者，如卫生行政人员、医生、医疗保险组

---

① Karl Peltzer, "Patient Experiences and Health System Responsiveness in South Africa," *BMC Health Services Research*, 9 (2009): 117 – 129.

② Angela Coulter, Crispin Jenkinson, "European Patients' Views on The Responsiveness of Health Systems and Health Care Providers," *European Journal of Public Health*, 4 (2005): 355 – 360.

织、大学和研究所的研究人员等,①② 但相关研究提出,关键知情人调查中一个非常重要的群体是卫生服务利用者,因为他们是卫生系统的知情者,因此在对其进行调查时他们对被调查问题的感受性最强。在卫生系统特别是医疗卫生服务系统中,除了传统意义上的供方,需方在卫生系统中的作用和影响越来越显著,卫生服务的利用过程是供需双方共同作用的结果,需方是卫生系统中的一个重要的利益相关者,因此在对卫生系统反应性的测量、评价中应重视对需方的研究。虽然卫生系统反应性是卫生系统对人们改善非健康方面普遍、合理的期望的认知和适当反应,但需方是卫生系统的直接作用对象和受益者,对卫生系统反应性有着最直观的感受。

而且,在当前国内医患关系较为严峻的背景下,关注需方对卫生系统反应性的评价,分析影响其对反应性评价的相关因素,从而提出完善策略和措施,将有利于缓解当前紧张的医患关系。国内相关的研究结果普遍显示,导致目前我国医患关系紧张的因素不仅仅是医疗效果,其中一个非常重要的因素是卫生系统的反应性,如医务人员对患者的态度,以及与患者的沟通、交流等。但是在医患关系的相关研究中,对患者对医务人员的态度、尊重、沟通、交流等方面的研究主要是定性研究,缺乏对以上反应性和反应程度的定量研究。此外,我国医患关系较为紧张的领域主要集中在三级医疗机构。

基于此,课题组利用 WHO 提供的关键知情人物卫生系统反应性调查量表,以 Z 市的三级医疗机构的住院患者为研究对象,对患者的卫生系统反应性评价进行测量与分析,从需方的角度对医疗机构

---

① Shoou-Yih D. Lee, Jeffrey A. Alexander and Gloria J. Bazzoli, "Whom Do They Serve? Community Responsiveness Among Hospitals Affiliated With Health Systems and Networks," *Medical Benefits*, 6 (2003): 8.

② Anke Bramesfeld et al., "How does Mental Health Care Perform in Respect to Service User's Expectations? Evaluating Inpatient and Outpatient Care in Germany with The WHO Responsiveness Concept," *BMC Health Services Research*, 7 (2007): 1–12.

的卫生系统反应性进行评价并分析其影响因素，为进一步完善和提高医疗机构特别是三级医疗机构的卫生系统反应性提供科学依据。

一 研究对象与方法

（一）研究对象

本研究采用多阶段随机抽样的方法，首先采用单纯随机抽样的方法随机抽取 Z 市 3 所三级医疗机构，然后对这 3 所医疗机构的科室及病房编号进行随机抽取，最后对所抽取病房内床号是单号的患者进行调查。在经医疗机构院方同意的情况下，由调查员告知调查对象研究目的，取得知情同意，现场发放问卷 500 份，问卷填写完毕后现场收回，回收问卷 500 份，有效问卷 500 份，有效问卷回收率为 100%。

研究对象的纳入标准：在 3 所三级医疗机构住院、床号是单号且经本人同意参加调查活动者。排除标准：不能独立回答调查问题的患者、有精神障碍的患者、未成年的患者、不愿配合调查的患者。

（二）研究内容与方法

本研究借鉴世界卫生组织卫生系统绩效评价中卫生系统反应性的调查问卷，参考国内外相关研究文献，并结合当地实际情况编制本次卫生系统反应性评价的调查问卷。调查问卷的内容包括两部分，一是调查对象的基本情况，二是调查对象对卫生系统反应性的评价。其中，基本情况包括性别、年龄、民族、籍贯、户口所在地、文化程度、职业、婚姻状况、社会医疗保险类型、有无商业保险以及家庭成员中是否有从事医疗服务相关工作的人员等；卫生系统反应性评价内容包括"对人的尊重"和"以患者为中心"2 个维度和 8 个子条目，分别为尊严、自主性、保密性、交流、及时关注、社会支持、基本设施和选择性。

　　在对卫生系统反应性测量和评价的过程中，由于评价内容由8个子条目组成，而8个子条目代表了不同的测量维度，且各个子条目在反应性中的权重理论上亦存在一定的差异，因此，为了综合评价卫生系统的反应性，必须要确定各子条目在反应性中的权重。国内学者在最初借鉴WHO的反应性评价方法开展我国卫生领域的反应性研究时，则直接采用WHO提供的权重系数[①]，但随着该方面研究的本土化，相关学者采用专家咨询和秩和比法等方法，对各个条目的权重系数进行了调整。根据文献资料，截至目前，我国尚未研制推出在卫生系统反应性评价领域较为科学统一的各条目的权重系数。因此，本研究对WHO和国内相关研究调整后的权重系数取平均值，作为本次卫生系统反应性评价的各条目权重系数，如表1所示。

表1　WHO及国内卫生系统反应性评价各维度权重系数

维度		WHO	黄石市 *	河南省 **	福州市 ***	平均值
对人的尊重	尊严	0.13	0.21	0.18	0.17	0.17
	自主性	0.13	0.07	0.06	0.13	0.10
	保密性	0.13	0.04	0.11	0.07	0.09
	交流	0.13	0.11	0.15	0.15	0.13
以人为中心	及时关注	0.20	0.27	0.18	0.19	0.21
	社会支持	0.15	0.12	0.15	0.12	0.14
	基本设施	0.10	0.15	0.10	0.05	0.10
	选择性	0.05	0.02	0.07	0.12	0.07

　　* 王群进、王琼、王金明：《黄石市社区卫生服务反应性评价》，《公共卫生与预防医学》2013年第6期，第121～123页。

　　** 吴辉、李玉春、蔺琳等：《关键知情人对河南省社区卫生服务机构反应性的评价研究》，《中国卫生政策研究》2015年第5期，第48～53页。

　　*** 潘志明、郑振佺、刘永前：《福州市居民对社区卫生服务满意度与反应性评价研究》，《中国卫生统计》2009年第6期，第611～612页。

---

　　① Ozgur Ugurluogu, Yusuf Celik. "How Responsive Turkish Health Care System Is to Its Citizens: The Views of Hospital Managers," *Journal of Medical System*, 30 (2006): 421 – 428.

　　以上反应性各子条目的问题答案采用 Likert 量化法，将选项设置为 4 个等级——总是（很好）、经常（好）、很少（差）和从不（很差），分别赋值为 5、4、2、1 分，并根据公式（原始分值为 −1）10/4 换算成 10 分制所对应的分值，然后结合各子条目的权重系数求得卫生系统反应性的总得分。对调查问卷的 2 个维度、8 个子条目、33 个问题的信度检验结果显示，Cronbach's α 为 0.84，表示本研究设计的调查问卷具有较好的信度。效度分析采用因子分析来评价其结构效度，测量卫生系统反应性的 8 个因子累积贡献率为 58.56%，因子分析的 KMO 系数为 0.839，Barlett 球形检验的检验卡方值为 6157.13（df = 528），p < 0.01，表明问卷的结构效度符合因子分析的要求。

　　卫生系统反应性的分布情况通过世界卫生组织提供的反应性不平等指数（IMD）进行测量，如下：

$$IMD\ (\alpha,\beta)\ =\ \frac{\sum |Y_i - \mu|^{\alpha}}{n\mu^{\beta}}$$

其中，Y_i 表示个体的反应性得分，μ 表示样本反应性均数，n 为样本含量，α 表示反应性分布尾端值的大小，$\beta = 0$ 表示 IMD 是绝对指标，$\beta = 1$ 表示 IMD 是相对指标。参考国内相关研究，本研究的 α 取值为 2，β 取值为 0（因为没有其他指标可供比较）。IMD 指数取值范围为 0 ~ 1，取值越大，代表分布越不均衡；越接近 0，说明反应性分布越均衡。[1][2][3][4]

　　调查资料采用 Epidata 3.1 软件进行双轨录入并逻辑校对，通过

[1] 尹文强、王克利、王仲强等：《上海市徐汇区一二级医院门诊反应性评价》，《中华医院管理杂志》2003 年第 2 期，第 58 ~ 60 页。
[2] 曲江斌、李士雪、王兴州：《世界卫生组织关于卫生系统反应性测量的策略》，《卫生经济研究》2001 年第 5 期，第 9 ~ 11 页。
[3] 江芹、胡善联、刘宝等：《卫生系统反应性的概念与测量》，《卫生经济研究》2001 年第 7 期，第 9 ~ 12 页。
[4] 李士雪、曲江斌、王兴洲等：《卫生系统反应性——概念与测量》，《中国卫生经济》2001 年第 2 期，第 44 ~ 46 页。

SPSS19.0 软件进行统计学分析。描述性分析采用频率、均数、标准差、构成比等统计量进行描述，对影响因素的分析使用 Logistic 回归分析。

二 研究结果

（一）被调查者的基本情况

本次调查对象中男性共 221 人（44.20%），女性 279 人（55.80%）；年龄分布在 18～29 岁的共 94 人（18.80%），在 30～40 岁的共 74 人（14.80%），在 41～50 岁的共 95 人（19.00%），在 51～60 岁的共 59 人（11.80%），在 61～75 岁的共 133 人（26.60%），在 75 岁以上的共 45 人（9.00%）；城镇居民 287 人（57.40%），农村居民 213 人（42.60%）；文化程度本科及以上的最多，共 165 人（33.00%），其次是高中或大专的，共 118 人（23.60%），初中 73 人（14.60%），小学 36 人（7.20%），不识字或识字少的比较少，共 8 人（1.60%）；家庭人均月收入以 500～1999 元的最多，共 252 人（50.40%），在 2000～2999 元的有 122 人（24.40%），在 0～500 元的有 97 人（19.40%），在 3000 元～3999 元的有 29 人（5.80%）；社会医疗保险以城镇职工基本医疗保险为主，共 266 人（53.20%），其次是新型农村合作医疗保险，有 165 人（33.00%），城镇居民基本医疗保险有 53 人（10.60%），其他的则有 16 人（3.20%）

（二）三级医疗机构住院患者卫生系统反应性评价结果

从表 3 可以看出，住院患者对三级医疗机构卫生系统反应性的总体评分为 6.49 分（满分 10 分），对人的尊重维度得分 6.57 分，略高于以患者为中心的维度得分（6.40 分）。在卫生系统反应性的各子条目中, 交流、社会支持网络、基本设施服务质量、尊严四个条目的得分相对较高; 而选择性、自主性、保密性和及时性四个条目的得分相对偏低, 均低于 6 分, 其中及时性条目的得分最低, 仅为 5.59 分。

表 3 三级医疗机构住院患者卫生系统反应性各条目评分

维度	均数 (分)	标准差	排序
尊严	6.56	1.57	4
自主性	5.73	2.08	6
保密性	5.70	0.98	7
交流	7.74	1.44	1
及时性	5.59	1.45	8
社会支持网络	7.50	2.43	2
基本设施服务质量	6.94	1.25	3
选择性	5.89	1.89	5
对人的尊重得分	6.57	1.16	
以患者为中心得分	6.40	1.12	
总评分值	6.49	0.99	

(三) 三级医疗机构住院患者卫生系统反应性各子条目评价的影响因素分析

将卫生系统总体反应性及各子条目得分小于 6 分的赋值为 0, 表示反应性评价较差, 大于等于 6 分的赋值为 1, 表示反应性评价较好, 从而将反应性指标转换为二分类变量。以转换后的反应性分类变量作为因变量, 以住院患者的个体特征为自变量, 进行多元 Logistic 回归分析, 分析影响卫生系统反应性的主要因素。

1. 尊严

Logistic 回归分析研究结果显示, 年龄、民族、户口性质、家庭人均月收入、社会医疗保险等情况是影响住院患者对尊严条目进行评价的主要因素。其中，年龄方面，41～50 岁、51～60 岁年龄组住院患者对尊严的评价均好于 18～29 岁年龄组，且差异具有统计学意义（$p<0.05$）；其他年龄组与 18～29 岁年龄组在尊严方面的差异无统计学意义；汉族住院患者对尊严的评价好于少数民族（$p<0.05$）；本市居民住院患者对尊严方面的评价好于流动人口（$p<0.01$）；家庭人均月收入低于 500 元的患者对尊严的评价较其他收入组差，其中 2000～2999 元收入组的评价最好（$p<0.001$）；参加社会医疗保险的住院患者对尊严的评价均差于未参加社会医疗保险者（$p<0.05$）（见表 4）。

表 4　三级医疗机构住院患者对卫生系统反应性尊严条目评价的 Logistic 回归分析

变量	B	S. E.	Wald	df	OR（95.0% CI）
年龄（18～29 岁 =0）			16.52	5	
30～40 岁	0.62	0.39	2.62	1	1.87（0.87～3.97）
41～50 岁	0.81	0.35	5.34	1	2.251.13～4.49）*
51～60 岁	1.57	0.44	12.80	1	4.80（2.03～11.32）**
61～75 岁	0.48	0.34	1.97	1	1.62（0.83～3.16）
75 岁以上	-0.02	0.45	0.00	1	0.98（0.40～2.39）
民族（汉族 =0，少数民族 =1）	-0.55	0.24	5.32	1	0.58（0.36～0.92）*
户口性质（市区人口 =0，流动人口 =1）	-0.73	0.27	7.54	1	0.48（0.29～0.81）**
家庭人均月收入（500 元以下 =0）		17.54		3	
500～1999 元	0.44	0.31	1.94	1	1.55（0.84～2.85）
2000～2999 元	1.62	0.42	14.78	1	5.03（2.21～11.45）***
3000 元以上	0.80	0.60	1.82	1	2.23（0.70～7.18）
社会医疗保险（未参加 =0）		6.53		3	
城镇居民基本医疗保险	-2.79	1.16	5.85	1	0.06（0.01～0.59）*
城镇职工基本医疗保险	-2.71	1.12	5.84	1	0.07（0.01～0.60）*
新型农村合作医疗保险	-2.42	1.12	4.71	1	0.09（0.01～0.79）*
常数项	2.69	1.16	5.39	1	14.78

* $p<0.05$，** $p<0.01$，*** $p<0.001$。

2. 自主性

Logistic 回归分析研究结果显示，年龄、文化程度是影响住院患者对自主性条目进行评价的主要因素。年龄越大，对自主性的评价越好（$p < 0.01$）；文化程度越高，对自主性的评价越好，其中高中或中专及以上组的住院患者与不识字组的患者在自主性方面的差异具有统计学意义（$p < 0.05$）（见表 5）。

表 5 三级医疗机构住院患者对卫生系统反应性病人自主性条目
评价的 Logistic 回归分析

变量	B	S. E.	Wald	df	OR （95.0% CI）
年龄 （18 ~ 29 岁 = 0）			32.40	5	
30 ~ 40 岁	0.88	0.33	7.26	1	2.416 （1.27 ~ 4.59）**
41 ~ 50 岁	1.53	0.33	22.04	1	4.62 （2.44 ~ 8.76）***
51 ~ 60 岁	1.74	0.39	19.94	1	5.68 （2.65 ~ 12.18）***
61 ~ 75 岁	1.17	0.32	13.90	1	3.24 （1.75 ~ 5.99）***
75 岁以上	1.86	0.42	19.35	1	6.43 （2.81 ~ 14.73）***
文化程度 （不识字 = 0）			29.18	5	
本科及以上	2.96	1.12	6.99	1	19.28 （2.15 ~ 172.88）**
大专	2.26	1.12	4.08	1	9.55 （1.07 ~ 85.17）*
高中或中专	2.62	1.12	5.48	1	13.68 （1.53 ~ 122.37）*
初中	1.68	1.13	2.21	1	5.37 （0.58 ~ 49.38）
小学	1.26	1.16	1.17	1	3.52 （0.36 ~ 34.36）
常数项	-3.59	1.13	10.03	1	0.03

　* $p < 0.05$，** $p < 0.01$，*** $p < 0.001$。

3. 保密性

Logistic 回归分析研究结果显示，仅经济因素对保密性的评价产生显著影响，随着家庭人均月收入的提高，住院患者对保密性的评价越来越好。其中，家庭人均月收入在 2000 ~ 2999 元及以上组的住院患者与低收入组患者在保密性方面的差异具有统计学意义（$p < 0.05$）（见表 6）。

表6 三级医疗机构住院患者对卫生系统反应性保密性条目
评价的 Logistic 回归分析

变量	B	S. E.	Wald	df	OR (95.0% CI)
家庭人均月收入 (500 元以下 =0)			13.11	3	
500 ~ 1999 元	0.40	0.32	1.56	1	1.49 (0.80 ~ 2.79)
2000 ~ 2999 元	0.83	0.34	5.80	1	2.29 (1.17 ~ 4.49) *
3000 元以上	1.49	0.47	10.19	1	4.44 (1.78 ~ 11.10) **
常数项	-1.70	0.28	36.59	1	0.18

* $p < 0.05$, ** $p < 0.01$, *** $p < 0.001$。

4. 交流

Logistic 回归分析结果显示，年龄、家庭人均月收入、商业医疗保险参保情况是影响对卫生系统反应性中交流条目进行评价的主要因素。年龄越大对交流的反应性评价越好，除30~40岁组外，其他年龄组与18~29岁组的差异均具有统计学意义；与家庭人均月收入在500元以下的组相比，家庭人均月收入在500~1999元、在2000~2999元的组对交流方面的反应性评价较好（$p < 0.05$）；没有参加商业医疗保险的住院患者对交流的评价好于参加商业医疗保险的患者（$p < 0.01$）（见表7）。

表7 三级医疗机构住院患者对卫生系统反应性交流条目
评价的 Logistic 回归分析

变量	B	S. E.	Wald	df	OR (95.0% CI)
年龄 (18 ~ 29 岁 =0)			24.83	5	
30 ~ 40 岁	-0.03	0.38	0.01	1	0.97 (0.46 ~ 2.05)
41 ~ 50 岁	1.35	0.44	9.52	1	3.84 (1.63 ~ 9.04) **
51 ~ 60 岁	1.16	0.47	6.18	1	3.20 (1.28 ~ 7.98) *
61 - 75 岁	1.27	0.39	10.78	1	3.55 (1.67 ~ 7.55) **
75 岁以上	1.70	0.66	6.68	1	5.45 (1.51 ~ 19.70) *
家庭人均月收入 (500 元以下 =0)			18.27	3	
500 ~ 1999 元	1.15	0.32	13.37	1	3.17 (1.71 ~ 5.87) ***
2000 ~ 2999 元	1.57	0.42	13.80	1	4.81 (2.10 ~ 11.00) ***

续表

变量	B	S. E.	Wald	df	OR （95.0% CI）
3000 元以上	0.89	0.58	2.30	1	2.43（0.77~7.62）
商业保险（有=0，无=1）	1.74	0.58	8.92	1	5.69（1.82~17.78）**
常数项	-1.64	0.66	6.28	1	0.19

*$p < 0.05$，**$p < 0.01$，***$p < 0.001$。

5. 及时关注

Logistic 回归分析结果显示，城乡、婚姻状况、家庭人均月收入是影响住院患者对卫生系统反应性中及时关注条目进行评价的因素。其中，城镇住院患者对及时关注的评价好于农村患者（$p < 0.05$）；与已婚住院患者相比，未婚的住院患者对及时关注的评价较好（$p < 0.01$）；随着家庭人均月收入的增加，住院患者对及时关注的评价越好（$p < 0.01$）（见表 8）。

表 8 三级医疗机构住院患者对卫生系统反应性及时关注条目
评价的 Logistic 回归分析

变量	B	S. E.	Wald	df	OR （95.0% CI）
城乡（城镇=0，农村=1）	-1.27	0.24	28.29	1	0.28（0.18~0.45）***
婚姻状况（已婚=0）			9.28	3	
未婚	0.88	0.30	8.73	1	2.41（1.35~4.32）**
离异	-0.13	1.04	0.02	1	0.88（0.11~6.81）
丧偶	0.59	0.70	0.71	1	1.80（0.46~7.07）
家庭人均月收入（500 元以下=0）			23.61	3	
500~1999 元	1.21	0.36	11.26	1	3.36（1.66~6.81）**
2000~2999 元	1.74	0.40	18.74	1	5.71（2.59~12.56）***
3000 元以上	2.31	0.56	16.72	1	10.05（3.33~30.37）***
常数项	-1.17	0.37	9.99	1	0.31

*$p < 0.05$，**$p < 0.01$，***$p < 0.001$。

6. 社会支持网络

Logistic 回归分析结果显示，年龄、城乡、婚姻状况、社会医疗保险类型是影响住院患者对社会支持网络反应性条目进行评价的因素。其中，与18~29岁年龄组相比，51岁以上各年龄组对社会支持网络反应性的评价普遍较好（$p < 0.01$）；城镇住院患者对社会支持网络的反应性评价好于农村患者（$p < 0.05$）；已婚住院患者对社会支持网络反应性的评价好于未婚的住院患者（$p < 0.001$）；参加新型农村合作医疗保险的住院患者对社会支持网络反应性的评价好于未参加任何社会医疗保险的患者（$p < 0.01$）（见表9）。

表9　三级医疗机构住院患者对卫生系统反应性社会支持网络条目
评价的 Logistic 回归分析

变量	B	S. E.	Wald	df	OR（95.0% CI）
年龄（18~29岁=0）			19.30	5	
30~40岁	0.05	0.42	0.01	1	1.05（0.46~2.38）
41~50岁	0.23	0.42	0.30	1	1.26（0.56~2.83）
51~60岁	1.62	0.62	6.77	1	5.07（1.49~17.22）**
61~75岁	1.06	0.44	5.73	1	2.88（1.21~6.86）*
75岁以上	2.70	0.89	9.28	1	14.89（2.62~84.59）**
城乡（城镇=0，农村=1）	-0.87	0.35	6.29	1	0.42（0.21~0.83）*
婚姻状况（已婚=0）			17.93	3	
未婚	-1.38	0.38	13.27	1	0.25（0.12~0.53）***
离异	-0.06	1.23	0.00	1	0.94（0.08~10.47）
丧偶	-1.78	0.79	5.03	1	0.17（0.04~0.79）*
社会医疗保险（未参加=0）			16.36	3	
城镇居民基本医疗	1.58	0.96	2.70	1	4.85（0.74~31.88）
城镇职工基本医疗	1.41	0.89	2.54	1	4.10（0.72~23.27）
新型农村合作医疗	2.69	0.89	9.07	1	14.81（2.56~85.55）**
常数项	-0.41	0.98	0.18	1	0.66

$* p < 0.05$，$** p < 0.01$，$*** p < 0.001$。

7. 基本服务设施质量

Logistic 回归分析结果显示，城乡、户口性质、文化程度是影响住院患者对基本服务设施质量条目进行评价的主要因素。其中，农村住院患者对医院基本服务设施质量的反应性评价好于城镇患者（$p < 0.01$）；本市户口的住院患者对医院基本服务设施质量的反应性评价好于流动人口住院患者（$p < 0.001$）；与文化程度为不识字的住院患者相比，从小学到本科及以上文化程度的住院患者对基本设施服务质量的评价均较好，但随着文化程度的提高，对基本设施服务质量的评价呈下降趋势（见表 10）。

表 10　三级医疗机构住院患者对基本服务设施质量条目
评价的 Logistic 回归分析

变量	B	S. E.	Wald	df	OR（95.0% CI）
城乡（城镇 = 0，农村 = 1）	1.03	0.34	9.46	1	2.79（1.45 ~ 5.39）**
户口性质（市区人口 = 0，流动人口 = 1）	-1.39	0.30	21.57	1	0.25（0.14 ~ 0.45）***
文化程度（不识字 = 0）			16.47	5	
本科及以上	0.25	0.93	0.07	1	1.28（0.21 ~ 7.83）
大专	0.95	0.96	0.98	1	2.58（0.39 ~ 16.86）
高中或中专	1.27	0.96	1.78	1	3.58（0.55 ~ 23.28）
初中	1.83	1.07	2.92	1	6.26（0.76 ~ 51.30）
小学	1.74	1.16	2.24	1	5.69（0，58 ~ 55.66）

＊$p < 0.05$，＊＊$p < 0.01$，＊＊＊$P < 0.001$。

8. 就医选择性

Logistic 回归分析结果显示，城乡、户口性质、家庭成员中是否有从事医疗服务相关工作的人员、家庭人均月收入是影响住院患者对就医选择性条目进行评价的主要因素。其中，城镇居民住院患者对就医选择性的评价好于农村患者；本市户口住院患者对就医选择性的评价好于流动人口患者（$p < 0.05$）；家庭人员中有从事医疗服务相关行业的患者对就医选择性的评价好于家庭成员中没有从事医疗服务相关行业的患者（$p < 0.001$）；家庭人均月收入越高，对就医选择性的评价越好，尤其是家庭人均月收入在 2000 元以上组（$p < 0.05$）（见表 11）。

表 11　三级医疗机构住院患者对就医选择性条目
评价的 Logistic 回归分析

变量	B	S. E.	Wald	df	OR（95.0% CI）
城乡（城镇 = 0，农村 = 1）	− 0.42	0.24	3.13	1	0.66（0.42 ~ 1.05）
户口性质（市区人口 = 0，流动人口 = 1）	− 0.58	0.24	5.69	1	0.56（0.35 ~ 0.90）*
家庭人均月收入（500 元以下 = 0）			9.29	3	
500 ~ 1999 元	0.52	0.30	2.89	1	1.67（0.92 ~ 3.03）
2000 ~ 2999 元	0.83	0.35	5.57	1	2.30（1.15 ~ 4.59）*
3000 元以上	1.41	0.51	7.72	1	4.10（1.52 ~ 11.10）**
家庭人员中是否有从事医疗服务相关行业（有 = 0，无 = 1）	− 0.94	0.27	12.50	1	0.39（0.23 ~ 0.66）***
常数项	0.14	0.39	0.12	1	1.15

　　* $p < 0.05$，　** $p < 0.01$，　*** $p < 0.001$。

（四）三级医疗机构住院患者卫生系统总体反应性的影响因素分析

　　以住院患者的卫生系统反应性总得分为因变量（得分小于 6 分设置为 0，得分大于等于 6 分设置为 1），以个体特征和卫生系统反应性的各个子条目作为自变量，进行多因素 Logistic 回归分析，分析影响卫生系统总体反应性的主要因素。

　　Logistic 回归分析结果显示，年龄、社会医疗保险参保情况、户口性质、尊严、自主性、保密性、交流、及时关注、社会支持网络、基本设施服务质量、选择性等因素是影响三级医疗机构住院患者卫生系统总体反应性的主要因素。其中，年龄较大的住院患者的卫生系统总体反应性好于中年和年轻的住院患者；参加社会医疗保险的住院患者总体反应性好于未参加任何社会医疗保险的患者（$p < 0.05$）；户口为本市的住院患者的总体反应性好于流动人口住院患者；卫生系统反应性的各子条目评价越好，其总体的反应性越好（$p < 0.01$）；在卫生系统反应性的子条目中，社会支持网络、尊

严、及时关注和交流对总体反应性的影响较大，就医选择性、基本设施服务质量、保密性以及自主性对总体反应性的影响相对较小（见表 12）。

表 12 三级医疗机构住院患者卫生系统总体反应性的 Logistic 回归分析

	B	S. E.	Wald	df	OR（95.0% CI）
年龄（18 ~ 29 岁 = 0）			13.84	5	
30 ~ 40 岁	− 0.64	0.83	0.59	1	0.53（0.10 ~ 2.69）
41 ~ 50 岁	− 1.25	0.70	3.16	1	0.29（0.07 ~ 1.14）
51 ~ 60 岁	1.48	1.01	2.15	1	4.38（0.61 ~ 31.53）
61 ~ 75 岁	0.21	0.80	0.07	1	1.23（0.25 ~ 5.94）
75 岁以上	1.98	1.19	2.75	1	7.21（0.70 ~ 74.45）
户口性质（市区人口 = 0，流动人口 = 1）	− 1.14	0.61	3.57	1	0.32（0.09 ~ 1.04）
社会医疗保险（未参加 = 0）			4.95	3	
城镇居民基本医疗保险	3.22	1.51	4.55	1	25.04（1.30 ~ 483.07）*
城镇职工基本医疗保险	2.42	1.38	3.06	1	11.19（0.75 ~ 167.46）
新型农村合作医疗保险	2.71	1.37	3.92	1	15.06（1.03 ~ 221.13）*
尊严（< 6 = 0）	3.53	0.53	43.92	1	34.08（12.00 ~ 96.78）***
自主性（< 6 = 0）	2.87	0.58	24.16	1	17.69（5.63 ~ 55.63）***
保密性（< 6 = 0）	1.96	0.69	8.09	1	7.12（1.84 ~ 27.52）**
交流（< 6 = 0）	3.36	0.69	24.01	1	28.79（7.51 ~ 110.39）***
及时关注（< 6 = 0）	3.52	0.63	31.74	1	33.77（9.93 ~ 114.89）***
社会支持（< 6 = 0）	3.69	0.62	35.96	1	39.89（11.96 ~ 133.11）***
基本设施（< 6 = 0）	1.78	0.67	7.04	1	5.95（1.59 ~ 22.19）**
选择性（< 6 = 0）	1.71	0.56	9.21	1	5.50（1.83 ~ 16.55）**
常数项	− 11.55	2.40	23.12	1	0.00

*$p < 0.05$，**$p < 0.01$，***$p < 0.001$。

（五）三级医疗机构住院患者卫生系统反应性的分布评价

通过世界卫生组织提供的卫生系统反应性不平等指数（IMD）

对卫生系统反应性的分布情况进行评价。根据公式

$$\mathrm{IMD}(\alpha,\beta) = \frac{\sum |Y_i - \mu|^\alpha}{n\mu^\beta},$$

本研究中 N 为 500，α 取值为 2，β 取值为 0（因为无其他指标比较，所以取值为 0），计算得 IMD（2，0）等于 0.99，接近 1，说明卫生系统反应性的分布较为不均衡。

三　讨论与建议

（一）三级医疗机构卫生系统反应性水平评价偏低

研究结果显示，Z 市三级医疗机构住院患者的卫生系统反应性均值为 6.49 分（满分为 10 分），距离理想的状态还有较大的距离。而且，反应性的各个子条目的得分也普遍偏低，仅有 2 项得分超过 7 分，低于 6 分的有 4 个子条目，占总数的 50%，其中得分较低的条目包括及时性、保密性、自主性和选择性。导致三级医疗机构卫生系统反应性水平偏低的原因主要是我国目前的医疗卫生资源特别是优质医疗卫生资源的配置结构仍然呈"倒三角"形，所以对于患者来说，城市三级综合性医疗机构依然是患者就医首选的医疗机构。由于三级医疗机构的患者人数过多，因此患者就医的等待时间延长，影响了患者就医的及时性。同时，三级医疗机构患者人数增长又促使医疗机构不断提高其效率，尽可能缩短医疗时间，而且由于医疗卫生服务具有很强的技术性，医患双方存在较明显的信息不对称，医务人员在医疗服务利用过程中处于主导地位，因此患者在就医过程中的自主性较差。

因此，针对以上问题，一方面，应进一步合理配置医疗卫生资源，特别是优质医疗卫生资源，使优质医疗卫生资源逐步下沉到基层医疗卫生机构；同时，建立与完善我国的分级诊疗制度，

通过科学的双向转诊制度，合理引导居民选择基层医疗卫生机构，分流三级综合性医疗机构的患者，从而减轻综合性医疗机构的服务量，提高基层医疗卫生机构的利用效率，进一步改善居民就医过程中的及时性，提高卫生系统的反应性。另一方面，应不断加强信息化建设，优化就医流程。在患者就诊环节中，挂号时间长、候诊时间长、缴费时间长、问诊时间短的"三长一短"现象，依然比较严重地存在于各大医疗机构尤其是三级综合性医疗机构。"三长一短"现象是引起患者对及时关注一项反应性不高的重要原因之一。对此，应充分利用互联网等技术，加强医疗机构的信息化建设，积极运用网络、电话预约等手段，通过预约管理减少病人的等候时间，对就诊患者进行分流，减轻医疗机构的就诊压力，提高医疗机构的反应性。例如，目前全国各地逐渐兴起"掌上医院"，居民可以通过"掌上医院"手机客户端实现从就诊前的在线导诊、预约挂号、自动取药、挂号费支付、就诊自动提醒，诊中的在线支付、检验单报告单实时推送下载以及诊后医患在线追踪随访、复诊预约、双向转诊等一系列功能。其目的是优化患者就医流程，扩大医院的影响力和病人来源，提高医疗服务质量，改善患者的反应性。同时，应加快区域医疗信息平台建设，实现居民医疗和健康档案等信息的共享，提高医疗机构卫生服务供给效率，更好地实现居民及时就医。

（二）三级医疗机构卫生系统反应性分布的公平程度相对较差

在卫生系统反应性的分布方面，本研究结果显示，反应性的不平等指数为0.99，明显高于国内相关研究的结果。如马起龙等人[①]对山东省的研究结果显示，其不平等指数为0.72；吴辉等人对河南

---

① 马起龙、尹文强、黄冬梅等：《山东省三城市社区卫生服务机构反应性调查》，《中国初级卫生保健》2009年第4期，第26～28页。

省的研究结果显示，其不平等指数为 0.27；朱奇等人①对南通市的研究结果显示，其不平等指数为 0.28；朱丰盛等人②对宁波市的研究结果显示，其不平等指数为 0.74。这反映了本研究中住院患者对反应性的评价差异较大，反应性分布的均衡性较差。因此，在提高卫生系统反应性水平的同时，应注意改善反应性分布的均衡程度。

在改善三级医疗机构卫生反应性分布的公平性方面，应注重规范化与个性化的诊疗相结合，以提高卫生系统反应分布的公平性。为此，一方面，应加强和规范医疗机构的各项诊疗程序，优化医疗服务流程，建立科学合理、规范化、标准化的诊疗体系，如建立科学的临床路径，实施 DRGs 疾病组管理等；另一方面，在规范化诊疗的基础上，结合不同患者的实际需求，开展个性化的诊疗服务，努力缩小不同患者间卫生系统反应性的差距，以提高卫生系统反应性分布的公平性。

（三）社会人口学特征对卫生系统反应性的影响在不同研究间存在着差异

本研究结果显示，影响住院患者卫生系统反应性评价的因素主要有年龄、文化程度、家庭经济状况、医疗保险制度、户口性质等。国内相关研究结果也同样显示，以上因素是影响卫生系统反应性的相关因素，但在以上各因素对卫生系统反应性的影响程度和影响类型等方面，不同研究的结果存在一定的差异。如赵倩倩等人③对河南省卫生系统反应性研究的结果显示，年龄较大者对卫生系统反应性的评价较低，而本研究和朱奇等人对南通市的研究结果与之

---

① 朱奇、王青龙、王友书等：《南通市区社区卫生服务反应性调查与分析》，《南通医学院学报》2009 年第 4 期，第 259～262 页。
② 朱丰盛、张启华、章晓军等：《三级医院住院病人反应性调查与影响因素分析》，《中国医院管理》2007 年第 10 期，第 14～16 页。
③ 赵倩倩、杨永利、施学忠：《河南省卫生系统反应性影响因素多水平模型分析》，《中国公共卫生》2011 年第 6 期，第 762～764 页。

相反，即年龄越大，其对卫生系统反应性的评价越高。胡德红等人对广州某三甲医院住院患者的研究结果显示，就业状况和就业类型是影响卫生系统反应性的重要因素，但本研究并未发现职业类型显著地影响卫生系统反应性。在文化程度和家庭经济因素对反应性的影响方面，本研究与王文华等人①对郑州市的研究结果相同，均表现为文化程度越高、家庭经济状况越好，其卫生系统反应性越好。与朱奇等人对南通市的研究结果相似，本研究的结果显示，参加社会医疗保险者对卫生系统反应性的评价高于未参加社会医疗保险者。本研究结果显示，Z 市户口的人群对卫生系统反应性的评价好于流动人口，这与胡德红等人对广州某三甲医院的研究结果一致。此外，本研究对卫生系统总体反应性的多因素分析结果显示，社会医疗保险制度和卫生系统反应性中的尊严、自主性、交流、及时关注、社会支持几个方面对卫生系统总体反应性的影响较大，因此医疗机构应重点加强在尊严、自主性、交流、及时关注、社会支持等方面的建设，以更好地提高卫生系统反应性。

（责任编辑：肖世伟）

---

① 王文华、王芳、谢婧等：《郑州市卫生系统反应性评价及影响因素分析》，《中国公共卫生》2006 年第 7 期，第 779 ~ 780 页。

中国卫生管理研究

2017 年第 1 期　总第 2 期

第 95~109 页

© SSAP, 2017

基于文献计量的我国卫生事业管理
研究现状评估[*]

※ 上面标题星号按要求以文本呈现

徐爱军　麻　云　蒋陆娟^{**}

摘　要：本文采用结构化的程序及方法，通过文献计量统计方法和 CiteSpace Ⅲ 软件，从作者、研究机构、关键词、论文类型、数据来源等七个方面，对《中国卫生经济》《中国卫生事业管理》《中华医院管理杂志》三本期刊在 2015 年刊登的所有论文进行归类和分析，试图对国内卫生事业管理学科的研究现状进行考察和评估。研究结果表明，当前的卫生事业管理研究存在以下特点：研究者注重合作但范围过小，且研究机构多而分散；研究集中于热点问题，多有重复；项目资助充分，数据来源广泛，分析方法简单；规范型、描述型、实证型论文相对较多。未

* 本文得到江苏省社会科学基金项目"知识价值视角下中医医疗服务定价研究"（项目号：15GLB019）、江苏省高校优秀中青年教师和校长境外研修计划的资助。

** 徐爱军，教授，南京中医药大学卫生经济管理学院副院长，硕士生导师；麻云、蒋陆娟，南京中医药大学卫生经济管理学院研究生。

来该学科的发展应该进一步扩大合作研究范围，学术研究应避免重复，加强理论创新和实证研究，使得卫生事业管理研究深入发展、不断推进。

关键词： 卫生事业管理 文献计量 研究现状

一 学科背景及研究目的

根据教育部学科分类，卫生事业管理学（社会医学与卫生事业管理）属于管理学门类中一级学科公共管理下的五个二级学科之一。卫生事业管理学是伴随卫生事业发展而发展起来的一门学问，并成为快速推动卫生事业发展的动力，[①] 它的重要性也日益凸显。

新中国成立早期，我国曾经开设了卫生行政学课程，后来又从苏联引进了保健组织学课程，并建立了卫生干部进修学院，以保健组织学为业务主课，轮训全国各级卫生行政干部。20 世纪 50 年代末，我国卫生管理学的教育和科研队伍已初具规模，相应的教材也陆续出版，成为卫生管理学人才培养的重要载体。在当时的卫生部领导下，保健组织专业人员和卫生行政部门密切合作，选择国内的一些基地进行调查研究，进行现场调查或者现场实验，结合防病治病，开展医、教、研活动，探索中国卫生管理的客观规律。

"文化大革命"的十年动乱之中，许多学术机构被撤销、学术刊物被停办、医学院校被关闭、相关工作人员被下放，医学科研工作被迫中断。在这种大背景下，卫生管理学的教学科研活动也基本处于停顿状况。改革开放后，原卫生部决定在《中国医学百科全书》中设立《社会医学与卫生管理学》分卷。

1981～1985 年，原卫生部按大区在全国范围内创办了七个卫生

---

① 陈任，胡志、马丽娟等：《关于卫生事业管理学科建设的几点思考》，《中国农村卫生事业管理》2012 年第 9 期。

管理干部培训中心，分别设在北京医科大学、北京中医药大学、哈尔滨医科大学、上海医科大学、西安医科大学、华西医科大学和同济医科大学；在安徽医科大学设立了全国农村卫生管理干部培训基地；支持建立了五所卫生管理干部学院，在许多省份恢复或新建了卫生干部进修学院。1985 年以来，全国有一批高等医学院校，如安徽医科大学、大连医科大学、潍坊医学院、遵义医学院、上海第二医科大学、第二军医大学等院校相继设置了卫生管理系，开办了卫生管理等专业，开展了卫生管理专业学历教育和各级在职卫生管理干部的培训，学历教育已经形成了包括大专、本科、硕士、博士四个层次的教育体系。①

医药卫生事业关系亿万人民的健康，关系千家万户的幸福，是重大民生问题。② 然而，我国卫生事业管理学科的发展现状如何？各地的研究力量如何？当前我国在该领域的研究热点是什么？诸如此类的问题说明亟须对我国卫生事业管理学科做一次全面的评价。科技论文是对创造性科学研究成果和实践经验所做的理论探讨和总结，是科研人员研究成果客观记录的载体。③ 本文试图通过科技论文这个载体对当前卫生事业管理研究现状做出相应的评估。

二 研究方法

（一）期刊选取

卫生事业管理最重要的理论贡献是通过在一流学术刊物上发表的论文做出的。一般而言，专业刊物的排名是通过本领域内的问卷评选决定的，并不太依赖于这些刊物的影响因子。由于国内的卫生

---

① 张亮、胡志：《卫生事业管理学》，人民卫生出版社，2013。
② 《中共中央　国务院关于深化医药卫生体制改革的意见》，http://www.gov.cn/test/2009 - 04/08/content_1280069.htm，最后访问日期：2017 年 3 月 10 日。
③ 邱均平：《文献计量学》，科学技术文献出版社，1988。

事业管理刊物并无类似的公开评选，因此本文对国内卫生事业管理文献样本的选择格外慎重。

期刊的选取，主要通过业内专家确认一份卫生事业管理领域的核心期刊作为推荐。根据专家推荐，本文最终确定三本国内卫生事业管理领域中具有一定典型性的核心期刊——《中国卫生经济》《中国卫生事业管理》以及《中华医院管理杂志》作为研究对象。

（二）样本选取及统计方法

刊物选取之后，以 2015 年发表的论文作为研究样本，剔除非正式性的文章（会议通知、期刊稿约、医院或人物简介等）后，共计 917 篇论文，其中《中国卫生经济》共计 12 期 353 篇，《中国卫生事业管理》共计 12 期 285 篇，《中华医院管理杂志》共计 12 期 279 篇。

本文对 917 篇论文的作者、作者所属机构、关键词等三类数据主要利用 CiteSpace Ⅲ 软件进行可视化图谱分析；对项目来源等级、论文类型、数据来源/样本/分析方法、分属杂志栏目等四类数据主要进行 Excel 整理和分析。

（三）研究结果分析

1. 作者分析

通过对三本期刊的论文作者分布趋势的研究，可以确定该领域的高产作者和高影响力作者。通过 CiteSpace Ⅲ 软件提取在 2015 年度卫生事业管理领域发表论文数量较多的前 50 位作者，运行的结果可看出高产作者（见图 1）。图 1 共有 50 个节点，33 个链接，网络密度为 0.0269。[1] 发文数量越多的作者在可视化知识图谱中显示

---

[1] 陈悦，陈超美、胡志刚等：《引文空间分析原理与应用：CiteSpace 实用指南》，科学出版社，2014。

的节点面积/作者姓名字号越大。结合统计数据,从图1中可看出山东大学社会医学与卫生事业管理研究所徐凌忠、潍坊医学院管理学院尹文强、上海市医学科学技术情报研究所金春林、北京市公共卫生信息中心郭默宁等出现频次最高(包括第一作者及第二作者),均在10篇以上;其次是易利华、许建强、饶克勤、赵琨、王力男、李芬、赵云、肖月、刘婉如、井淇、尹爱田等,均在8篇以上。这些作者大多是行业内的代表性学者,由于时间局限(仅为2015年度),行业内一些知名学者未出现的偶然性较大。结合图谱和统计数据来看,国内卫生事业管理的研究整体上呈现以下特征:首先,国内卫生事业管理研究受到行业内外学者的重视;其次,两个以上作者的论文有794篇,占整体的86.6%,说明国内卫生事业管理领域的学者们很重视合作研究。

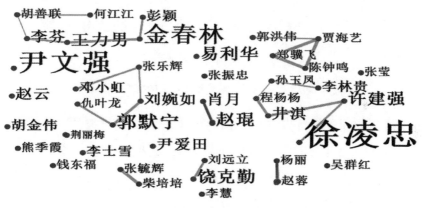

图1　2015年国内卫生事业管理研究高产作者知识图谱

2. 作者机构分析

作者所属机构即作者所在的研究机构,是一项或者多项研究的专门性组织,在一定程度上可以理解为学术群体的代名词。[1] 对某一领域的核心机构进行挖掘并关注其动态,可以确定该领域研究的

---

① 肖明、孔成果:《大数据:何去何从——基于文献计量学的视角》,《图书馆学刊》2014年第11期。

风向标，大大降低盲目开展科学研究的概率。① 采用 CiteSpace Ⅲ 软件分析，得到卫生事业管理研究的机构（仅为第一作者所属机构）知识图谱（见图 2），图谱共有 50 个节点，9 个链接，网络密度为 0.0073。

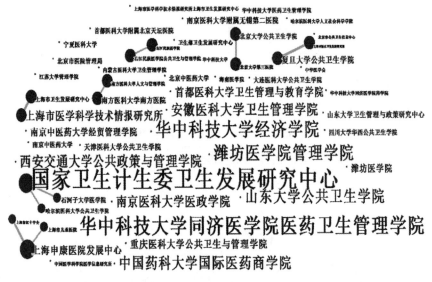

图 2　2015 年国内卫生事业管理研究的机构知识图谱

结合统计资料可以看出，国内卫生事业管理研究的机构之间的合作力度较大（与前文分析结果吻合），研究机构多而分散，第一作者所属机构大多为医学类高校或卫生研究中心，合作的机构大都是下属二级单位、附属医疗机构，或者同级单位不同院系或科室。在发文量排前 50 名的研究机构中，2015 年度发表 10 篇及以上的有 13 家机构，5 篇及以上的有 23 家机构。

其中，国家卫生计生委卫生发展研究中心发文量最多，为 24 篇。有意思的是华中科技大学，其同济医学院医药卫生管理学院发文量 21 篇，经济学院发文量 19 篇；此外，还有公共卫生学院、公

① 刘凤玉，李志平、吴群红等：《我国社会医学与卫生事业管理学科发展的比较分析》，《医学与社会》2014 年第 6 期。

共管理学院、管理学院、药学院、附属同济医院、附属协和医院等不同的华中科技大学二级单位，其他与其合作发文的机构多为各地方卫生局、医院、疾控中心或其他医学类院校。说明不同院系或单位虽然都致力于卫生事业的研究，但各自研究的方向、专业以及侧重点各不相同，反映出卫生事业管理是一个复杂的且学科交叉较多的研究领域，需要不同学科领域的学者共同学习交流，充分利用各种信息资源进行研究分享。

3. 关键词分析

词频分析法是文献计量方法中的一种，通过统计某一研究领域文献中关键词出现的频次来确定该领域研究的热点和发展动向。[①]学术论文的关键词是作者学术观点的凝练，它表征论文的学术思想内容，是文献计量研究的重要指标。[②]通过对 2015 年的 917 篇论文利用 CiteSpaceⅢ软件网络节点选择关键词（Keyword），生成关键词共现网络结构（见图 3）。

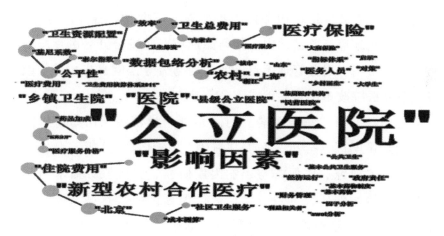

图 3　2015 年国内卫生事业管理研究关键词知识图谱

结合统计资料和图 3 可以看出，在纳入研究对象的文献中，关

---

① 许智：《图书情报学知识服务的知识图谱分析》，《现代情报》2013 年第 2 期。
② 谢彩霞，梁立明、王文辉：《我国纳米科技论文关键词共现分析》，《情报杂志》2005 年第 3 期。

于医院的研究占比较大，其中公立医院的研究最多。2009 年新医改方案实施以来，我国公立医院改革一直是新医改的一项重点工作，国家每年都会印发深化医改年度重点工作的通知，使得公立医院改革不断推进。2015 年 5 月，国务院办公厅印发《关于城市公立医院综合改革试点的指导意见》，进一步要求落实政府责任，理顺医疗服务价格，改革药品采购机制，深化人事分配制度改革，加强医院精细化管理。图 3 也显示出，关于这些方面的研究相对较多。除此之外，县级公立医院、民营医院、乡镇卫生院、基层医疗机构等也是研究的热点问题，这同样与我国的医改密不可分。如 2012 年 6 月，国务院印发了《关于县级公立医院综合改革试点的意见》；2015 年 4 月，国务院又印发了《国务院办公厅关于全面推开县级公立医院综合改革的实施意见》，进一步强调优化县域医疗资源配置，改革管理体制，建立县级公立医院运行新机制，完善药品供应保障制度，改革医保支付制度，建立符合行业特点的人事薪酬制度，提升县级公立医院服务能力，加强上下联动，强化服务监管，强化组织实施等。关键词中，如药品加成、医院分开、医疗服务价格、医疗费用、财务管理等热点问题均与公立医院息息相关，或者说是公立医院改革的重要组成部分。

此外，关于"影响因素"的研究也相对较多，比如乡村医生合理用药影响因素分析、医院住院费用影响因素分析、卫生支出及影响因素研究、医保参与影响因素研究、卫生服务需求与利用及其影响因素的研究等各方面研究。但仔细研读这些文献，发现很多研究依然停留在发现问题的层面上，学术理论研究的论文甚少。

医疗保障一直是卫生事业管理领域的重要部分，从图 3 可看出，关于医疗保险的研究相对较多，新型农村合作医疗更是研究的热点，包括乡村医生、乡镇卫生院、基本公共卫生服务等与农村地区有关的课题很受研究者的关注。

卫生总费用、卫生筹资、卫生资源配置等相关研究也有不少，这与当前卫生事业领域的卫生总费用过高、卫生投入较低、卫生资源配置不合理等问题密切相关，学者们希望通过自己的研究，能够逐渐解开这些困惑。值得注意的是，图3中还显示出一些城市关键词，比如北京、上海、浙江、山东等，这也恰恰反映出卫生资源的不合理配置，学术研究关于经济发达地区相对较多。

4. 项目来源等级

本文将各论文项目来源分为五个等级，具体统计见表1（有重复统计）。

表1　期刊论文项目来源等级统计情况

项目等级	篇数（篇）	备注
国家级	340	包括国家卫生计生委、国家中医药管理局、国家发改委、国家统计局、教育部、科技部等中央各部委项目；中华医学基金会、中央级公益性科研院所、中国博士后科学基金、中国社区卫生科研基金等项目；其中有25篇论文是由CMB、WHO、AHPSR等国际性组织资助项目
省级	302	如江苏省教育厅高校哲学社会科学研究项目、北京市自然科学基金青年项目等
地（区）市级	47	如南京市医学科技发展项目、浦东新区卫生系统优秀青年医学人才培养计划等
高校	68	如南京中医药大学哲学社会科学基金项目、北京中医药大学"重点学科"开放课题等
无资助项目	307	

其中，20%左右的论文至少有两项及以上课题/项目支撑。有个别论文是由企业支持的项目，如诺华制药有限公司资助项目等。表1显示，国家级、省级项目资助相对较多，有少部分地（区）市级、高校资助项目。总体而言，有项目资助的论文约占67%，说明卫生事业研究的学者们认识到了项目资助以及项目资助等级对科研的重要性。

一般来说，项目资助主体的性质在某种程度上会影响甚至决定课题项目的研究性质或目标价值取向。① 科研项目课题制管理在物质保障和经费支持方面可以发挥一定作用，对发展学术是有利的。②

5. 论文类型

按照主流管理学期刊的一般规范，本文把论文划分为以下几类：（1）规范型，即表明立场或政策性的文章；（2）描述型，即以数据或案例描述现象，而不涉及实证分析，也包括通过访谈、案例等形式获得的定性数据而进行定性经验型的描述分析；（3）文献型，即对文献的回顾、总结、评论、延伸；（4）概念型，即试图论述变量或概念之间的关系，但不加以实证分析；（5）实证型，即以定量分析验证理论性假设。③

表2中，规范型论文和描述型论文有部分重叠，且规范型论文比重较大。作为强调政策建议和决策参考的学科，卫生事业管理学科存在较大比例的规范型论文似乎也能够理解。但需要注意的是，规范型论文一向被国外学术界视为国内管理领域研究水平低的一个标志，国际学术刊物往往强调理论研究和理论贡献，注重用数据说话和开展实证研究。

表2 期刊论文所属类型统计情况

论文类型	篇数（篇）	占比（％）
规范型	245	27
描述型	260	28
文献型	95	10
概念型	48	5
实证型	363	40

---

① 王延中：《科研项目课题制的几个问题》，《学术界》2007年第4期。
② 李兵、李正风：《课题制实施存在的问题与对策》，《科学与科学技术管理》2011年第12期。
③ 许德音、周长辉：《中国战略管理学研究现状评估》，《管理世界》2004年第5期。

6. 数据来源/样本/分析方法

本文对 917 篇论文中的描述型论文、实证型论文的数据来源（有重复）进行了统计：二手资料/数据有 318 篇（52%）；问卷调查有 176 篇（29%）；案例有 29 篇（5%）；访谈有 40 篇（7%）；实地/现场调查有 18 篇（3%）；专家咨询/德尔菲法有 27 篇（4%）。

总的来看，有 52% 的论文采用了如医院信息数据、各类统计年鉴、各类出版物、网站、文档资料等其他公开源的二手数据，有 48% 的论文利用了问卷调查、访谈、实地调查等方式收集的一手数据。说明国内卫生事业管理领域的学者掌握了基本的数据获取方法。

从论文的分析方法来看，有各种不同的统计模型或方法，其中如简单的描述性统计、相关分析、ANOVN 分析、对比分析等，以此为主要方法的研究很多。稍微复杂的因子分析、多元回归分析等方法也有较多论文应用。值得注意的是，很多论文都存在方法论的问题，如论文中基本没有关于样本的信效度检验的讨论，也很少有学者对方法部分（数据来源、收集方法、变量控制等）做出详细的说明。这或许和期刊篇幅要求有关，但是，也一定程度上反映了我国卫生事业管理领域的学者对研究方法和写作的规范性重视程度不够。

7. 分属杂志栏目

栏目是学术期刊的骨架和灵魂，期刊说到底就是由多个栏目构成的组合体。栏目设置与编排能反映学术期刊的编辑思想和报道范围，体现期刊的编排形式和研究方向，能指示文章类别和阅读对象，引导投稿、规范编稿、凸显期刊特色、扩大期刊的影响力，给受众带来视觉享受，在期刊系统中有着特殊的地位。[①]

本文所选的三本中文核心期刊有各自的栏目分类：（1）《中国

---

① 刘思文：《基于控制论的期刊栏目设置研究——以交通运输类学术期刊为例》，传播学硕士学位论文，西南交通大学，2011。

卫生事业管理》有探索与改革、卫生行政管理、医疗市场、医院管理、公共卫生服务管理、农村卫生、社会医学、医学教育与科研、行风建设等栏目；（2）《中国卫生经济》有理论研究、政策研究（卫生经济政策分析与评价）、医疗保障（医疗保险、医疗救助）、卫生筹资（卫生资金的筹集、分配和使用等）、区域卫生规划、卫生服务价格、公共卫生服务（侧重经济研究）、卫生服务调查（卫生服务需求、供给与市场）、疾病经济负担、健康与行为（危害健康的行为的卫生经济学）、医院经济运营、财务管理（卫生财务管理与分析）、资产管理（包括设备管理等）、会计与审计、成本核算、管理与评价（绩效管理、综合评价等）、药物经济、合作医疗（新型农村合作医疗）、农村卫生服务（侧重经济研究）、社区卫生服务（侧重经济研究）等栏目；（3）《中华医院管理杂志》有医院改革、医疗质量、科研管理、人才管理、经济管理、法规建设、门诊和急诊管理、护理管理、医院建筑、医院设备、医院文化、国外医院管理、科室管理、临床路径管理、卫生人力资源管理、医疗安全管理、医疗管理、基层卫生、医药卫生体制改革、农村卫生管理、社区卫生服务、调查研究、健康管理等栏目。

尽管三本期刊设置的栏目各不一样，但是研究方向以及统计的结果总体可以概括如表 3。

表 3　期刊论文分属栏目统计情况

分属栏目类别	数量（篇）	备注
医院管理方面	130	包括护理、规培、感染管理、信息管理、科室管理、人力资源、医患关系、病案管理、DRGs 等
理论工作方面	123	包括工作政策研究、管理与评价、专家笔谈、探索改革、理论研究等
卫生服务方面	122	包括卫生筹资、卫生行政、卫生资源等
财务成本方面	81	包括成本核算、经济运营、绩效管理、会计审计等
医疗保障方面	71	包括合作医疗、医疗保障制度等
农村卫生方面	65	包括农村卫生服务、社区卫生管理等

续表

分属栏目类别	数量（篇）	备注
卫生改革方面	59	包括医药卫生体制改革、卫生改革等
药事管理方面	49	包括基本药物制度、药物经济等
社会健康方面	39	包括社会医学、健康与行为等
公共卫生方面	38	包括公共卫生服务、公共卫生管理等
科研教育方面	28	包括科教管理、医学教育、科研管理等
医疗质量方面	25	包括医疗质量管理、医疗质量绩效管理等
公立医院改革	22	包括医改专栏、公立医院改革等
其他	65	包括其他栏目、专题研究、空白（41）等

从表 3 可看出，相对较多的（50 篇以上）栏目类型有医院管理方面、理论工作方面、卫生服务方面、财务成本方面、医疗保障方面、农村卫生方面、卫生改革方面等，这与关键词分析结果基本吻合。

三　研究结论与建议

从上文能够看出，国内卫生事业管理研究在不断地发展和推进，研究的问题多是卫生事业领域的热点、重点项目，与社会学、心理学、医学等相关学科交叉的研究较多。在研究类型上，大部分论文属于理论实证型，这也是卫生事业管理学研究值得欣慰的地方。然而，也可以看到规范型、描述型的论文占比不小，在一定程度上反映出研究的局限与浅显。

纳入研究对象的文献大都缺乏深入的理论探讨，相关的研究理论与文献讨论十分匮乏，有许多论文没有任何的理论或文献背景，直接开始数据的描述统计。一些概念的模糊性普遍存在，没有清晰的说明和界定。热点研究的重复性比较大，"换汤不换药"的现象很严重，不但造成卫生资源浪费，更使卫生事业研究偏离本质目的。卫生事业管理的研究方法有很多，但大部分方法来自其他学科成熟方法的创新应用。在选取的文献中，仅用简单的统计方法如：描述性统计、相关分析、方差分析等的论文依然很多。

结合上述的文献计量的现状分析，本文试图给出一些卫生事业管理研究的建议，希望研究结果会对卫生事业管理领域有所启发，促进学术研究水平的进一步提高。

（一）合作研究范围进一步扩大

如前所述，卫生事业管理的研究主题和研究对象是复杂的，且往往呈现多学科交叉的特征。本文认为虽然研究者以及研究机构之间多有合作，但合作范围存在着包括地域、学科等方面的局限性。比如，研究者及研究机构多为医药高等院校的学者，除了少数涉及面大的课题之外，合作范围多局限于附属医疗机构或同级单位不同院系。如此，卫生事业管理的研究必定会囿于本学科内。卫生领域的研究者应与综合性院校、其他类型的研究机构及其成熟的学科之间多交流、探讨，将合作研究的范围进一步扩大，走进落后地区，跨出本学科，迈入国际轨道，共同为卫生事业管理的发展出谋划策。

（二）注重研究分散，避免重复研究

从上述分析可以看出，研究者多乐于撰写与当前政策热点有关的论文。这无可厚非，也可能与期刊录用率相关，但研究者众多，必然会造成研究重复，不仅浪费卫生资源，更会让卫生事业管理研究偏离本质。比如"药品加成"问题，换个新地区、换个新数据，最终的研究成果贡献甚微。课题项目资助能够为学术发展提供支撑，鼓励研究者积极申请项目资助，扩展研究视野，增强研究的影响力，但不能为了申请课题而简单地堆积多个人名，研究内容不应一味地倾向资助主体的目标价值，而要真正因学术需要而合作，要反映真实的研究本质。卫生领域问题的研究，在区分轻重缓急的前

提下，更应该注重均衡发展，若研究多集中于个别热点，不利于卫生事业的整体发展前景。

（三）增加理论贡献，注重实证研究

卫生事业管理研究很少有新的理论贡献，文中出现的经常是被滥用了的"中国特色"的管理学理论，这明显受限于背景而缺乏有效性和普适性。理论贡献与实际应用不能混淆，社会科学的研究者，首要目标应是增进人类的知识和文化，而不是急功近利地试图做出直接的经济贡献，研究者应多做基于特殊的、与中国有关的假定而建立的，且能在广泛的背景下被应用的新理论。①

实证研究更能接近客观事实。本文分析结果发现，规范型论文量较大，描述型论文贡献度较小但也有不少，实证型论文的数量应进一步增加。同时，研究方法的错误必定导致研究分析的错误，从而使得研究成果和结论失去原有的价值。未来的卫生事业管理研究，必须充分利用定量与定性相结合的研究手段，使研究结论更具有说服力，更依赖于事实和数据，而不是简单地依靠主观判断和定性研究。

（责任编辑：杨鑫磊）

---

① 刘思文：《基于控制论的期刊栏目设置研究——以交通运输类学术期刊为例》，传播学硕士学位论文，西南交通大学，2011。

中国卫生管理研究

2017 年第 1 期　总第 2 期

第 110 ~ 129 页

© SSAP，2017

各国医师多点执业的政策经验
及其对中国的启示

徐　彪　师文竹[*]

摘　要： 多点执业扩大了医师自主选择的权利，是实现医疗资源有效配置的重要手段，在国外的政策实施已相对成熟。然而，由于各国医疗制度的差异，多点执业的政策目标、政策内容和规制方法不尽相同。本文在介绍各国医师多点执业政策内容和管理办法的基础上，系统总结了学者对多点执业在资源分配、服务质量、福利影响方面的研究成果，以期为中国的政策试点提供启示，指明未来的研究方向。

关键词： 多点执业　政府规制　政策评估

---

*　徐彪，南京大学政府管理学院、公共卫生管理与医疗保障政策研究中心副教授，Email：xubiao@ nju. edu. cn；师文竹，南京大学政府管理学院硕士研究生，Email：stevenswz@ 163. com。

一 引言

多点执业是指医生同时在公立、私立医院任职，或在本职工作时间外（夜间或周末）出诊的行为。[①] 其能够增加医生收入，提升医疗市场的竞争水平，实现医务人员的高效配置。[②] 因此，绝大多数国家出台相关法律，保障医师多点执业的权利。尤其是近几十年来，随着私立医院在医疗服务供给中的作用日益突出，公立医院医生私人行医的行为非常普遍，许多国家（如印尼、德国）存在多点执业行为的医生在75%以上，[③] 即使在建立了国家医疗保障体系的英国，也有40%以上的公立医院医生在其他医院兼职。[④]

在中国，医生兼职早在20世纪80年代就已经出现，但以"多点执业"的形式被正式认可始于2009年国务院发布的《关于深化医药卫生体制改革的意见》（以下简称《意见》）。《意见》首次提出"探索注册医师多点执业"，随后北京、广东等地纷纷展开试点，相关研究也开始逐渐增多。[⑤⑥] 但整体而言，我国多点执业尚处于起步阶段，理论研究相对滞后，研究内容主要侧重于政策推行中面临的问题，缺乏对政策具有引导作用的前瞻性研究。与此同时，欧美发达国家医师多点执业经历长期的发展，目前取得了较为丰富的

---

① Barros P. P. , "Siciliani L. Pubic and Private Sector Interface," *Handbook of Health Economics* 2 (2012) .

② Eggleston K. , Bir A. , "Physician Dual Practice," *Health Policy* 78 （2006）: 157 – 166.

③ Bir A. , Eggleston K. , "Physician Dual Practice: Access Enhancement or Demand Inducement?," *Tufts University Department of Economics Working Paper* 03/11, 2003.

④ The Stationery Offiee, Review Body on Doctors' and Dentists' Remuneration, Twenty-eighth report, Cnl4243, London, 1999.

⑤ 王继红:《医改方案视野下的医师多点执业研究》,《中国医学伦理学》2010 年第 23 期, 第 112~113 页。

⑥ 何柳、董四平、李萌、郭淑岩:《医师多点执业研究述评——基于内容分析法》,《中国卫生政策研究》2014 年第 7 期, 第 52~57 页。

研究成果和经验，这些对于我国推进医师多点执业具有重要的借鉴意义。

二 各国实施医师多点执业的政策目标

医师多点执业作为一个社会现象由来已久，但其作为一个独立学术概念被提出，并被分析其存在的正当性，则经历了相对漫长的发展过程。溯本逐源，学术界对医师多点执业的关注首先来自于实践对传统理论的挑战。传统经济理论强调市场充分竞争对资源配置效率的重要意义，医疗服务市场的竞争同样可以提升医方供给效率、降低医疗费用、优化医疗服务质量。[1][2] 然而，从全球范围内的实践来看，大多数国家医疗服务市场的竞争并不充分，医疗资源在公立、私立医疗机构间存在不合理分配，垄断竞争型的市场结构在一定程度上抑制了资源配置的效率。各国多点执业政策的出台都是希望盘活医生这一最为重要的医疗资源，通过打破医生管理体制的枷锁，增强优质医生的流动性，从而促进医疗市场的有效竞争。

在实施多点执业的国家中，由于医疗卫生体制的不同，各国实施多点执业的政策目标也存在差异，通过比较分析，我们识别出 4 种不同的政策目标（见表 1）。（1）提升公立医院的人才吸引力。在以美国、澳大利亚为代表的"市场主导型"医疗体系中，由于公立医院的非营利性，其工资待遇、工作环境均无法与私立医院竞争。在医疗人才的竞争中，公立医院处于劣势，直接导致其可持续发展受到挑战。为此，多点执业作为提升公立医院人才吸引力的政策得以实施，允许公立医院医生在私立医院执业，从而增加公立医

① Cooper Z., Gibbons S., Jones S., McGuire A., "Does hospital competition save lives? Evidence from the NHS patient choice reforms," *Economic Journal* 121 (2011): 228 – 260.

② Gaynor, M., Moreno-Serra R., Propper C., *Death by Market Power: Reform, Competition and Patient Outcomes in the British National Health Service* (Carnegie Mellon University, Imperial College, 2010).

院医生的收入水平和工作竞争力，避免公立医院的人才流失，以此维护医疗市场一定程度上的公益性。[①]（2）促进患者分流。在以英国、北欧诸国为代表的"国家保障型"医疗体系中，国家财政对公立医院的投入较多，患者享受免费或报销比例很高的公共医疗服务，导致有能力购买私人健康服务的患者也倾向于在公立医院就诊。这一方面弱化了个体的健康责任，另一方面增加了国家的整体税收负担，从而造成社会净损失。为了提高医疗资源的有效配置，这类国家也实施了多点执业，允许医生将一部分有购买能力的患者分流到私人机构，从而降低公立医院的市场份额，进而缓解因价格机制扭曲而产生的医疗资源的低效配置。[②]（3）缓解政府财政支付压力。对于广大发展中国家而言，政府财政收入有限，日益增加的医疗需求对国家财政形成较大的支付压力。为了减轻国家财政对公立医院医生的支付水平，这些国家鼓励医师多点执业，使医生能通过私人行医获得额外收入，从而实现既减少了政府财政压力，又保证公立医院对高水平医师的吸引力。[③]（4）吸引医疗人才在非公立医院任职，促进社会资本办医。设立该政策目标的国家以中国为代表，主要为解决国内医疗市场面临的两大问题。其一是医生资源在不同类型医院的配置不合理。我国公立医院居于垄断地位，人才储备充足；而民营医院规模有限，竞争力不强。其二是医生资源在不同层级医疗机构的配置不合理：城市社区和广大农村的基层医疗机构普遍存在缺医少药的现象，[④] 严重损害了广大患者对优质资源的可及性。鉴于上述两个方面的原因，政府和学界对公立医院改革的

---

① Ferrinho P. , Lerberghe W. V. et al. , "Dual Practice in the Health Sector: Review of the Evidence *Human Resource for Health* 2 (2004): doi: 10.1186/1478 – 4491 – 2 – 14.

② Eggleston K. , Bir A. , "Physician Dual Practice," *Health Policy* 78 (2006): 157 – 166.

③ Jumpa M. , Jan S. , Mills A. , "The Role of Regulation in Influencing Income-generating Activities among Public Sector Doctors in Peru," *BioMed Central: Human Resources for Health* 5 (2007): doi: 10.1186/1478 – 4491 – 5 – 5.

④ 戴刚:《我国公立医院改革的路径与对策研究》，博士学位论文，南昌大学，2014。

必要性已达成共识。通过实施多点执业，鼓励公立医院的优质医生"走出去"，促进国内医疗市场竞争，优化基层医疗服务质量，实现医疗资源的高效配置。

表 1 各类国家医师多点执业的原因

代表性国家	政策目标
以美国、澳大利亚为代表的"市场主导型医疗体系的国家"	提升公立医院的人才竞争力，吸引医生到公立医院就职，保证医疗服务市场的公益性
以英国、北欧诸国为代表的"国家保障型医疗体系的国家"	避免患者对公共医疗服务的过度消费，将一部分有购买能力的患者分流到私人机构，提高医疗资源的配置效率
广大发展中国家	缓解政府财政对公立医院医生的支付压力
中国	吸引医生到民营医院和基层医院就职，促进社会资本办医，强化医疗市场的竞争水平

三 各国实施多点执业的政策内容和规制办法

（一）各国多点执业政策内容的比较分析

多点执业作为医疗服务领域的政策探索，其根本目标是扩大医生自主选择的权利，利用市场机制实现医疗资源的有效配置。但正如上文所述，由于各国多点执业政策目标的差异，各国在具体的政策实施方面既存在一致性，又存在差异性。

各国多点执业政策的一致性主要体现在对执业医生的资格都有严格的规定，其原因主要有二。（1）加强医疗市场的质量监管。例如，澳大利亚规定只有高年资的医生才可以申请多点执业，奥地利将多点执业医生的范畴划定为资深专科医生。一般而言，医学院的实习生、刚毕业工作的医生是没有多点执业资格的，该群体出诊经验不足，提供的服务质量难以保证，允许其自由流动会增加医疗市场的监管难度。（2）保证公共医疗服务的充分供给。这在私立医院为主导的自由主义体制国家表现得更为明显，美国限制住院医师在外执业，英国则要求医生每周在公立医院工作 4 天，阿根廷甚至要求医生在毕业后必须在公立医院工作 7 年以上。①

各国多点执业的差异性则表现于具体的政策安排。就执业医生与公立医院的关系而言有三种类型。（1）全职型。该类型多点执业的医师与公立医院签订雇佣合同，其大部分劳动供给在公立医院，在私人机构的工作时长和收入都受到严格的限制。例如，英国采取"四加一"模式，五天工作日只能有一天在其他医院或基层医疗机构出诊，且从事私人医疗服务的收入一般不能超过总收入的 10%。（2）兼职型。在诸如美国这类私人医疗市场发达的国家，医生大部分是自由职业者，独立开业。在医生自己的诊所之外，可以自由安排时间在医院兼职。此时医院与医生之间不存在直接的雇佣关系，只需要满足各州卫生主管部门的相关要求即可执业。（3）混合型。这类国家在执行多点执业时给予医生更多的选择空间，根据工作时间的长短划分多种工作方案，医生依据自身偏好和利益诉求加以选择。葡萄牙就曾为公立医院医生提供 4 种工作方案：兼职方案不规定医生在公立医院的工作时间；全职方案要求医生在公立医院每周至少工作 35 小时；延时全职方案则将工作时间延长至 42 小时；排他性工作方案不允许医生办私人门诊，但会给予医生相应的工资补偿。就多点执业的时间、地点安排而言有两种类型。（1）院外执业，即医师在本职工作时间外（夜间或周末）于其他机构进行额外的服务供给。多数国家在推行多点执业时采取的是院外执业的方式，其优点是将医生的主业与兼职相区分，便于主管部门进行监管。（2）院内执业。为促进多点执业政策的推广，一些国家允许执业医生与医院签订契约，利用医院的设备和护理人员诊疗自己的患者。例如德国有 6% 的医生选择院内执业的方式，其收取的诊疗费依据合同按一定比例上缴医院；澳大利亚公立医院的医生同样可以

①　谢启麟、马彦茹、李鸣莉：《医师多点执业，各国规定不同》，《健康报》2014 年 3 月 13 日，第 6 版。

收治有私人保险的患者，但私人患者占用的病床数不得超过总病床数的 25%。[①] 院内执业为医生提供了更为便捷、低成本的多点执业方式，但由于难以区分医生在公共患者与私人患者间的时间、资源投入，因而增加了政策监管的难度。

（二）各国多点执业政策的规制办法

虽然各国的多点执业政策在具体制度安排上有所区别，但为了避免优秀医生受到高额薪金的吸引而涌向私立医院，导致公共医疗服务供给短缺，绝大多数国家对医师多点执业予以规制。规制方式主要分为以下几种：行政禁止、经济激励、制度调整和行业自制。

行政禁止，即通过行政命令的方式禁止医师多点执业。尽管行政禁止可以在一定程度上避免公共医疗服务质量的下滑，但也会产生相应的诸多弊端，主要表现在以下几点。（1）难以完全禁止：国际实践经验表明，即便政府明令禁止也难以阻止医生私下参与多点执业。如我国在 2009 年以前的官方文件中并不允许医生私人行医，但走穴、兼职现象屡禁不止；[②] 同样，希腊在 1983 ~ 2002 年多点执业被禁，但医生依然冒着法律风险，在私立医院违规行医。[③]（2）公立医院医务人员流失：禁止多点执业很可能导致公立医院的人才流失，医生为获得更好的工作环境可能会移居到其他国家。[④] 这在相当程度上削弱了公立医院对高技术人才和资深医师的吸引力。1983 年当希腊政府要求医生在公立医院必须从事全职工作时，

① 唐超、翟晓辉、谢启麟、管仲军：《医师多点执业规制的国际经验及启示》，《中国卫生政策研究》2014 年第 7 期，第 38 ~ 42 页。

② Bian Y., Sun Q., Jan S., Yu J., Meng Q., "Dual pPractice by Public Health Providers in Shandong and Sichuan Province, China," *Health Economics and Financing Programme Working Paper* 07/03, London School of Hygiene and Tropical Medicine, 2003.

③ Mossialos E., Allin S., Davaki K., "Analysing the Greek Health System: A Tale of Fragmentation and Inertia," *Health Economics* 14 (2005): 151 – 168.

④ Buchan J., Sochalski J., "The Migration of Nurses: Trends and Policies," *Bulletin of the World Health Organization* 82 (2004): 587 – 594.

许多高级医生与医疗机构解除劳动关系;[1] 同样,孟买多点执业的禁令一出,公立医院最好的医生纷纷流向私立医院。[2] (3) 不规范的行医行为:发展中国家医生工资水平低、给付不充分,完全禁止多点执业会激励医生寻求灰色收入以补偿其劳动投入,从而产生大量的不规范行医行为,不利于医疗市场的监管和规范。

调整共、私立医院的收入水平。经济激励主要涉及两种规制思路:一是利用市场机制,通过调整医生在公立医院与私立医院的收入,影响医生行为;二是通过政策优惠,对选择公立医院的医生予以额外的经济收益补偿。(1) 收入激励。可以通过调整公立、私立医院的收入,引导医生在公共部门的劳动投入,弱化多点执业的负面影响。一是提高公立医院的工资。将公立医院的工资提高至"公平"的水平,让医生在公立医院能够获得公平的收益,从而在公立医院投入更多。一项挪威的研究发现:增加公立医院的工资,医生倾向于减少私立医院的工作时间,增加公立医院的工作时间。[3] 二是限制私立医院的收入。在实践中,许多国家通过立法的形式限制公立医院医生在私立医院获得的收入份额。如英国公立医院全职医生在私立医院的执业收入不能超过总收入的10%,兼职医生没有收入限制,但需扣除其在公立医院工资的10%;[4] 法国将公立医院医生在私立医院的执业收入限制在总收入的30%。[5] (2) 政策优惠。

① Jan S., Bian Y., Jumpa M., Meng Q., Nyazema N., Prakongsai P. et al., "Dual Job Holding amongst Public Sector Health Professionals in Highly Resource-Constrained Settings: Problem or Solution?," *Bulletin of the World Health Organization* 83 (2005): 771 – 776.

② Peters D. H., Yazbeck R. R., Sharma G. M., Ramana V., Pritchett L. H., Wagstaff A., Better Health Systems for India's Poor: Findings, Analysis and Options (Washington: World Bank, 2002).

③ Saether E. M., "A Discrete Choice Analysis of Norwegian Physicians' Labor Supply and Sector cChoice," *University of Oslo Working Paper*, 2003.

④ World Health Organization, *The Effects of Economic and Policy Incentives on Provider Practice* (Geneva: World Health Organization, 2000).

⑤ Macq J., Ferrinho P., De Brouwere V., Van Lerberghe W., "Managing Health Services in Developing Countries: Between Ethics of the Civil Servant and the Need for Moonlighting," *Human Resources for Health* 5 (2001): 17 – 24.

公立医院医生可以签约承诺不在其他医疗机构执业，政府给予签约者工资补偿或升迁机会作为回馈。西班牙、葡萄牙、意大利、泰国和印度一些州的政府都曾为公立医院的医生提供排他工作的优惠契约。在西班牙，签约的公立医院医生在基准工资之外每月可以获得固定的津贴；意大利则为签约者提供升迁机会，只有在公立医院的全职医生才有资格晋升更高的职位。[1]

公立医院医生院内行医，即允许医生利用公立医院的资源开展私人行医。对于私人患者，医生以按服务付费的方式获得报酬；公立医院将一部分费用作为设施使用费予以扣除，其余都转移支付给医生。许多国家的政府鼓励医生在公立医院内收治他们的私人患者，如意大利、奥地利、德国、爱尔兰等。[2] 意大利公立医院要求保留 6% ~12% 的病床用于收治私人患者，奥地利医生可以在公立医院的特殊部门治疗购买私人保险的患者。[3] 这种规制方式使医生在同一机构内提供公共、私人医疗服务，有效监督和规范了医生行医行为，防止医生因过分逐利损害公共医疗服务质量。然而，在多点执业监督便利的背后，也会存在一些潜在风险：（1）公共、私人服务混合的制度安排可能会导致医生利益冲突。医生出于私利倾向于利用公共资源治疗私人患者；（2）这种制度安排难以形成与私立医院的公平竞争，公立医院医生在进行私人操作时具有成本优势；（3）公共、私人服务的价格差异可能被看作社会歧视的表现。[4]

行业自治，即通过行业自治组织制定、推广行业规范，保证医疗服务供给的数量和质量。在发达国家，医疗行业自治组织能够在

[1] Oliveira M., Magone J M., Pereira J. A., "Nondecision Making and Inertia in Portuguese Health Policy," *Journal of Health Politics, Policy and Law* 30 (2005): 221–230.

[2] Sandier S., Paris V., Polton D. Health Care Systems in Transition: France. WHO Regional Office for Europe on Behalf of the European Observatory on Health Systems and Policies, 2004.

[3] Stepan J., Sommersguter-Reichmann M., "Monitoring Political Decision, Making and its Impact in Austria," *Health Economics* 14 (2005): 7–23.

[4] Garcia-Prado A., Gonzalez P., "Policy and Regulatory Responses to Dual Practice in the Health Sector," *Health Policy* 84 (2007): 142–52.

规范医生、医疗服务机构行为中扮演重要角色，其制定的行业规范及形成的行业文化会约束医生的不当举措，如医生之间的朋辈压力就被证明能够有效增加其在公立医院的服务供给。[1] 相比之下，许多发展中国家的行业组织薄弱，在对私立医院监管中没有发挥有效的作用。在孟加拉国，近几年私人医生不受控制地快速增长，使原先医疗系统中的医生很是不满，呼吁引入质量监管机制提高职业门槛。[2] 在中国、越南，以及一些东欧国家，法律虽然允许多点执业的推行，但缺乏对医生私人行医的有效监督。[3][4] 最近一些证据表明，行业组织的资格认证已成为发展中国家广泛推行的监管方式，像泰国、加纳、坦桑尼亚、南非都在建设医生资格认证的信息系统。[5]

表 2　各国政府干预多点执业的政策汇总

干预方式	实施国家	政策及其效果
行政禁止	加拿大；2009 年前的中国；1993 年前的葡萄牙；1983～2002 年的希腊	政府虽明令禁止公立医院医生私人行医，但多点执业的现象依旧普遍，公立医院医生会辞职或寻求灰色收入
	肯尼亚；赞比亚	公立医院医生不能在私人部门兼职，但违规现象屡禁不止
	印度尼西亚	执业医生必须在公立医院工作 3 年以上，但其可以在官方工作日之外私人出诊

---

① Encinosa W. E., Gaynor M., Rebitzer J. B., "The Sociology of Groups and the Economics of Incentives: Theory and Evidence on Compensation Systems," *Journal of Economic Behavior and Organizations* 62 (2007): 187-214.

② Jan S., Bian Y., Jumpa M., Meng Q., Nyazema N., Prakongsai P. et al., "Dual Job Holding Amongst Public Sector Health Professionals in Highly Resource-constrained Settings: Problem or Solution?," *Bulletin of the World Health Organization* 83 (2005): 771-776.

③ Bloom G., "Primary Health Care Meets the Market in China and Vietnam," *Health Policy* 44 (1998): 233-252.

④ Chawla M., Berman P., Windak A., Kullis M., "Provision of Ambulatory Health Services in Poland: A Case Study from Krakow," *Social Science and Medicine* 58 (2004): 227-235.

⑤ Ensor T., Weinzierl S., A Review of the Gegulation in the Health Sector in Low and Middle Income Countries," *Oxford Policy Management Working Paper*, 2006.

续表

干预方式		实施国家	政策及其效果
经济激励	提高公立医院工资	挪威	高工资激励政策,有利于增加多点执业医生在公立医院的工作时间
		孟加拉国	提高公立医院医生工资,大部分公立医院医生愿意放弃私人行医
		1983 年的希腊	政府以提高工资为条件要求公立医院医生提供排他性服务,但政策效果不佳,医生或辞职或私下违规出诊
	限制私人行医收入	英国	NHS 的全职医疗顾问私人行医收入不得超过其总收入的 10%;签订兼职契约的医生没有收入限制,但需扣除其近 10% 的 NHS 工资收入
		法国	公立医院雇佣的全职、兼职医生均可在私人部门提供服务,但私人行医收入不得超过总收入的 30%
	排他工作的优惠政策	西班牙	对承诺不参与多点执业的医生在基准工资之上每月提供固定的奖金补偿
		葡萄牙	公立医院医生 4 种工作方案:兼职、全职、延时全职、排他性 NHS 工作,上调第四种方案的工资,但大多数医生仍选择第二、第三种方案
		意大利	不在私立医院兼职和私人行医的公立医院医生有职位晋升资格
公立医院医生院内行医		意大利	1998 年改革后,公立医院全职医生不得在外兼职,但公立医院要预留 6% ~12% 的病床给医生的私人患者
		奥地利	公立医院医生可以收治购买私人保险的患者,但公立医院的私人病床数不得超过 25%
		德国	公立医院医生可以接诊私人患者,但需上缴一部分收入给医院
		爱尔兰	90% 以上的医生有资格在公立医院私人行医,规定医院 20% 的病床留给私人患者
行业自治		孟加拉国;中国;越南以及一些东欧国家	行业组织薄弱,对私立医院的监管不力
		泰国;加纳;坦桑尼亚;南非	建设医生资格认证的信息系统以提升行业组织的管理

四 多点执业的政策效果评估

在欧美发达国家,多点执业实施较早,多点执业的政策效果已经显现，大量的文献对此展开了研究，研究结论对我国推进多点执业具有重要的借鉴意义。从现有文献来看，本文主要从医疗资源配置、医疗服务质量、社会福利三个方面考察多点执业政策的效果。

（一） 多点执业对医疗资源配置的影响

1. 多点执业对医生资源配置的影响

多点执业增加了医生的工作选择，医生可以将公立医院作为自己的第一工作单位，在保留相关福利的基础上，通过私人出诊获得补偿性收入，从而增加了公立医院对医生的吸引力。此外，高水平的医生能够凭借其高超的医技在私立医院吸引更多患者，获得更高的私人行医的收入补偿，因而更愿意参与多点执业，这使得政府能够以较少的财政支出留住公立医院的高水平医生。[①]实证研究也证明多点执业能够防止公立医院医生特别是高水平医生流向私立医院，这在低收入国家表现得更为显著。如 Gruen 等基于孟加拉国的研究发现，私立医院为高水平医生开出的薪酬远高于公立医院，政府由于公共预算的限制不能大幅提高公立医院的工资，只能通过允许其多点执业获取额外收入来留住人才。[②] Hicks 和 Adams 对尼泊尔的研究同样发现，适度的津贴补偿可以留住公立医院的基础医疗人员，但对于高水平医生却收效甚微，他们宁愿放弃津贴选择去私立医院获得更高的收入回报。[③] 上述两个实证研究都说明高水平医生私人兼职的收入更高，只是简单地提高工资难以留住高水平的医生，公立医院必须实施多点执业，以缓解其人才流失现

[①] Bir A., Eggleston K., "Physician Dual Practice: Access Enhancement or Demand Inducement?," *Tufts University Department of Economics Working Paper* 03/11, 2003.

[②] Gruen R., Anwar R., Begum T., Killingsworth J. R., Normand C., "Dual Job Holding Practicioners in Bangladesh: An Exploration," *Social Science and Medicine* 54 (2002): 267 – 279.

[③] Hicks V., Adams O., "Pay and Non-pay Incentives, Performance and Motivation," Prepared for the Global Health Workforce Strategy Group, World Health Organization, 2001.

象的恶化。

2. 多点执业对患者资源配置的影响

在不同疾病严重程度患者的配置方面，多点执业的医生会将患者分流到不同的医疗机构，以此实现收益的最大化。这在按病种付费（case-based payment）的支付方式下表现得更加明显。按病种付费依据各类型疾病的平均费用进行付费，如果接收超过平均严重程度的患者，医生就要承担额外的费用。实施多点执业后，医生在私立医院的行医收入与行医成本密切相关，因此医生倾向于在私立医院接收患病程度较轻的病人，或将公立医院患病较轻的病人转诊至私立医院，从而造成多点执业执行过程中产生"撇脂效应"（cream-skimming effect），即高利润的患者被转移到私立医院治疗。[①] 因为患者疾病的严重程度难以识别，政府无法通过行政干预来削弱这种负面影响。尽管如此，一些学者认为撇脂效应实际并不严重，因为公立医院的全职医生会产生另外一种撇脂效应：他们为避免治疗病情严重患者而付出额外的精力，往往会回避患病较重的病人，存在将高成本病例转移到私立医院的倾向。这种行为会抵消多点执业撇脂效应的一部分负面影响。[②]

在不同收入水平患者的配置上，主要可分为两个方面。一方面，多点执业的医生倾向于将高收入的患者转诊到私立医院，向其收取更高的诊疗费用，通过价格歧视的手段实现收益的最大化。这在一定程度上将公立医院、私立医院主要服务的患者按照收入水平进行了划分。同时，医生实现目标收入后，能抑制其在公立医院的盈利动机，更好地明确公立医院的公益性诉求，减轻穷人在公立医院的支付负担。另一方面，多点执业政策具有释放信号的功能，那

---

① Barros P. P., "Siciliani L. Pubic and Private Sector Interface," Handbook of Health Economics（Vol. 2），North-Holland，2012.

② Chawla M., Berman O., Kawiorska D., "Financing Health Services in Poland.: New Evidence on Private Expenditures," *Health Economics* 7（1998）：337 – 346.

些仍选择在公立医院全职工作的医生利他主义倾向更强，低收入患者能够选择这些医生以较低的成本满足其医疗需求。[1] 然而实证研究结果与医生利他主义倾向的假设恰好相反，例如 Szendea 和 Culyer 发现低收入患者私下里支付给医生的费用反而多于收入更高的患者。由此推测，多点执业对低收入患者的支持作用值得商榷，但私人医疗市场的发展仍能减少税收扭曲带来的低效率。[2]

（二）多点执业对医疗服务质量的影响

关于多点执业对医疗服务质量的影响，目前理论上还未达成共识，主要有三种观点：质量挤出说、声誉维护说和具体情景说。

质量挤出说观点认为，多点执业分散了公立医院医生的精力、时间和资源，这会对其在公立医院的医疗服务质量产生负面影响。[3] 这种影响主要来自两个方面：时间挤出和资源挤出。时间挤出是指：多点执业医生为提高个人收入，会增加在私立医院的服务供给，延长公立医院的等待时间，让更多患者无法在公立医院接受治疗从而求助于私立医院，这种操纵等待时间的行为无疑降低了公立医院的服务供给效率。[4] 然而医生在私立医院的服务量和收入额是否与公立医院的等待时间存在关联还缺乏实证基础。[5][6] 资源挤出是指：多点执业的医生可以无须支付租金或任何使用费用，挪用公

[1] Eggleston K., Bir A., "Physician Dual Practice," *Health Policy* 78 (2006): 157 – 166.

[2] Szendea A. A., Culyer A. J., "The Inequity of Informal Payments for Health Care: The Case of Hungary," *Health Policy* 75 (2006): 262 – 271.

[3] Brekke K. R., Sørgard L., "Public Versus Private Health Care in a National Health Service," *Health Economics*16 (2007): 579 – 601.

[4] Iversen T., The Effect of a Private Sector on the Waiting Time in a National Health Service," *Journal of Health Economics* 16 (1997): 381 – 396.

[5] Morris S., Elliott B., Ma A., McConnachie A., Rice N., Skatun D. et al., "Analysis of Consultants NHS and Private Incomes in England in 2003/4," *Journal of the Royal Society of Medicine* 101 (2008): 372 – 380.

[6] Martin S., Smith P., "Rationing by Waiting Lists: An Empirical Investigation," *Journal of Public Economics*71 (1999): 141 – 164.

立医院的资源治疗私人患者。这种利用公共资源谋取个人利益的"搭便车"行为同样会损害公立医院服务供给的质和量。更为严重的是，这种搭便车行为使多点执业医生比私立医院定点执业的医生更具成本优势，抑制了医疗市场的竞争水平，推高了医疗服务的总体成本。[①]

声誉维护说主要来源于 Gonzalez 关于医生声誉与私立机构收入正向关系的模型假设。[②] 该理论认为医生具有个人品牌意识，为维护良好声誉，在私人行医中吸引更多患者，往往会在公立医院付出更多的诊断努力，从而提升患者治疗的准确性，优化公立医院的服务质量。但是目前关于该理论观点，仍缺乏实证基础。

还有一些学者提出了更加情境化的观点，认为多点执业对医疗服务质量的影响没有普遍性的结论，其受到医生类型和医疗市场环境的影响，提出具体情境说。Biglaiser 和 Ma 将医生划分为两种类型：利他主义的全职医生和多点执业的医生。无论是否实施多点执业，公立医院中利他主义的全职医生都会坚守医疗服务的质量标准以满足患者基本的医疗需求；但在没有质量监督机制和惩罚机制的情况下，多点执业医生只会提供最低质量要求的服务。[③] WHO 的报告显示，在一些国家多点执业损害了公共医疗服务的质量。然而，在同一份报告中专家表示这些国家大多存在服务标准不完善、组织和管理能力匮乏的问题，这在一定程度上扭曲了医生的动机和表现。[④] 因而有理由认为，多点执业和公共医疗服务质量之间可能不存在绝对的因果关系，低收入国家有限的财政资源和监管能力才是

① Mitchell J. M., Sass T. R., "Physician Ownership of Ancillary Services: Indirect Demand Inducement or Quality Assurance?," *Journal of Health Economics* 14 (1995): 263 – 289.

② Gonzalez P., "Should Physicians' Dual Practice be Limited? AnIncentive Approach," *Health Economics*13 (2004): 505 – 524.

③ Biglaiser G., Ma C. A., "Moonlighting: Public Service and Private Practice," *The RAND Journal of Economics*38 (2007): 1113 – 1133.

④ World Health Organization, The Effects of Economic and Policy Incentives on Provider Practice (Geneva: World Health Organization, 2000).

两者背后的深层原因。

（三）多点执业对福利的影响

1. 多点执业对患者福利的影响

患者福利是医疗领域政策评估的核心问题，现有文献主要围绕以下三个视角展开。（1）患者选择视角：多点执业扩大了患者的选择范围，保证了就诊决策的自由和有效性，以此对患者福利的提升有积极意义。在多点执业政策下，患者不仅始终拥有接受公立医院治疗的选择权，还可以根据自身的能力和需要放弃公立医院，选择等待时间短、服务质量高的私人医疗服务。Biglaiser 和 Ma 就发现多点执业对富人的福利改善更为明显，因为穷人因支付能力限制只能选择公立医院，而富人可以选择付出合意的成本转诊至私立医院，接受质量更高的医疗服务。[①]（2）医生类型视角：利他主义倾向更强的医生往往会选择去公立医院，因而穷人获得利他主义医生治疗的可能性更大，更有机会接受质优价廉的公共医疗服务。[②]（3）服务关系视角：该观点认为公立医院与私立医院服务替代性的高低是影响患者福利的重要因素。当两者替代性较高时，患者可以在公立医院接受与私立医院相似的医疗服务，多点执业对患者福利提升的作用不大；当两者提供的医疗服务有较大区别时，多点执业有助于医生根据患者的支付能力、病情和服务质量诉求提供不同类型的医疗服务，继而提升患者的福利水平。[③]

2. 多点执业对医生福利的影响

多点执业对医生福利的影响主要体现在三个方面：收入效应、

---

① Biglaiser G., Ma C. A., "Moonlighting: Public Service and Private Practice," *The RAND Journal of Economics* 38 (2007): 1113 – 1133.

② Delfgaauw J., "Dedicated Doctors: Public and Private Provision of Health Care with Altruistic Physicians," *Tinbergen Institute Discussion Paper* 07 – 010/1, 2007.

③ Biglaiser G., Ma C. A., "Moonlighting: Public Service and Private Practice," *The RAND Journal of Economics* 38 (2007): 1113 – 1133.

工作量效应和社会心理效应。（1）收入效应：从医生收入的角度来看，多点执业提高了医生的收入水平，增进了医生福利。一种情况是，医生在公立医院的工资是严格外生的，其在公立医院的工作绩效不影响工资水平，此时医生倾向于减少公立医院的精力投入，以获取私立医院更高的收入补偿。另一种情况是，公立医院的工资与医生的劳动投入量和绩效挂钩，医生私人出诊的动机会削减，但仍倾向于将时间投入到边际收益更高的私立医院。（2）工作量效应：多点执业导致医生劳动投入量的增加，也会产生负面效应，且随着医生劳动负荷的不断增强，其效用损失的速度在不断加快。一是因为医生工作时间越长，对闲暇的价值评估就越大；二是医生每天的工作量存在限制，越接近医生体能的上限，对医生产生的身体劳损程度越高。[①]（3）社会心理效应：该效应包括教学、社会责任、自我实现、工作环境和职业满足感。[②] 一项来自柬埔寨的研究表明，医生非常看重公立医院的工作，其意味着能更好地获取信息和专业权威人士的意见，收治患者以及治疗和转诊病人的特权，为社区做贡献的机会等。[③] 然而在定量模型分析中，以上"非经济动机"对医生福利影响的研究还相对缺乏。

3. 多点执业对社会总福利的影响

社会总福利一般是医患双方及其他社会主体（如政府、卫生主管部门、医疗保险第三方等）福利的加总。评估多点执业政策对社会总福利的影响，对于决定是否应该以及何时实施医师多点执业具有重要意义。国外学者对此展开了大量研究，大多数研究认为：在一定的限制条件下，多点执业能够促进社会总福利的提升。这些限

---

① Brekke K. R., Sørgard L., "Public Versus Private Health Care in a National Health Service," *Health Economics*16 (2007): 579 – 601.

② Ferrinho P., Lerberghe W. V. et al., "Dual Practice in the Health Sector: review of the Evidence", *Human Resource for Health* 2 (2004): doi: 10. 1186/1478 – 4491 – 2 – 14.

③ Smith L., "How the Poor access Health Services," in DFID Sustainable Livelihoods Seminar, *Private Sector and Enterprise Development: Pro-poor Markets and Livelihoods*, 2001.

制条件包括以下几点。（1）医疗市场充分竞争：只有在医疗市场竞争充分，公共、私人医疗服务替代性低时，多点执业才有助于增进社会的福利。[1]（2）支付方式有效控费：Rickman 和 McGuire 探讨了支付方式在相应的医疗市场结构下能有效控费的重要意义，并提出两者的有效模式，即按成本付费且公共/私人服务是替代关系、预付制且公共/私人服务是互补关系。在前一模式下，替代关系会强化医疗市场竞争，从而抑制按成本付费可能产生的过度诊疗问题；在后一模式下，互补关系会强化预付制的控费功能，优化私人医疗市场的资源配置。[2]（3）政策负外部性有限：多点执业可能对公立医院全职医生产生负面影响。如果公立医院的医生不满足与多点执业医生的收入差距，决定在私立医院兼职，那么他在公立医院的质量供给将会下滑，多点执业政策对社会福利的提升作用会受到抑制。[3]

五　政策启示与未来研究展望

在西方发达国家，医师多点执业不断深化推进，其理论研究也立足于政策实践，在多点执业的由来、效果及政策干预等多个问题上取得了实质性的进展。目前，中国医师多点执业实践尚处于起步阶段，西方的研究成果为我国实践提供了很好的借鉴，但仍有诸多问题有待进一步探索，如中西方多点执业的政策动机存在巨大差别，政策评估的着眼点应根据本国的医疗市场环境加以调整等。结合我国的具体情境，本文就已有研究对我国推进医师多点执业的启

[1] Brekke K. R., Sørgard L., "Public Versus Private Health Care in a National Health Service," *Health Economics*16 (2007): 579 – 601.

[2] Rickman N., McGuire A., "Regulating Providers' Reimbursement in a Mixed Market for Health Care," *Scottish Journal of Political Economy* 46 (1999): 53 – 71.

[3] Biglaiser G., Ma C. A., "Moonlighting: Public Service and Private Practice," *The RAND Journal of Economics* 38 (2007): 1113 – 1133.

示进行了总结。

第一，多点执业的实施要结合中国情境。我国政策实施的动机和背景与国外存在差异，西方主要是增强公立医院的吸引力、引导优质医生在公立医院就职。我国开展多点执业主要是鼓励公立医院医生向外流动，促进社会资本办医，形成公立医院、民营医院有效竞争的格局。国外多点执业的研究成果虽然对我国实践具有启示意义，但在参考实践经验和成果时，不能照搬国外的经验和结论，需结合我国的政策目标进行修正。

第二，通过医师多点执业，有效配置医疗资源，提升社会福利水平。国外研究成果系统阐述了多点执业对医疗资源配置的影响，这对我国医疗政策具有重要启示：加快推进多点执业的实施，使高水平医生在公立医院、民营医院得到有效配置；引导不同疾病严重程度、不同收入水平的患者到公立医院或民营医院就诊，最终实现患者、医生、社会总福利水平的提高。

第三，注意多点执业负面效应的防范。西方多点执业实践证明其可能对医生在公立医院的服务产生挤出效应，造成公立医院服务质量下降，这是政策在实施过程中的必然影响。我国在政策推行中应有相应的准备，文中介绍的六种规制方案，也为我国的政府规制提供了参照。

与此同时，通过对已有文献的系统梳理和评价，下面归纳已有研究对未来研究和我国实行多点执业需要研究的几点方向。

第一，评估多点执业对我国医生资源配置的影响。西方发达国家多点执业的政策动机是让公立医院将优秀医生"引进来"，而我国恰好相反，是让公立医院的优秀医生"走出去"，提升医疗服务市场的竞争水平、促进社会办医的发展。因此，多点执业对我国医生资源配置的影响，特别是对我国基层医院、民营医院人才队伍建设的积极作用，是未来该政策效果评估的重中之重。

第二，评估多点执业对公立医院医疗服务质量的影响。国外政策效果评估已经发现多点执业会对公立医院医疗服务质量产生负面影响，这对于我国在政策实施中采取相应的应对措施提供了方向，因而有必要在国内展开公共医疗服务质量的政策评估。这样一方面可以维护公立医院的公益性和有效性，实时防控政策可能引发的公共医疗服务质量下滑的问题；另一方面，可以帮助评估各种政策干预措施的实施效果。在具体评估中，由于各地区经济发展不平衡以及我国医疗卫生体制的特殊性，可以针对不同地区（发达、欠发达、落后）、不同层级（三级医疗服务机构）的公立医院医疗服务质量来进行研究。

第三，评估多点执业对社会福利的影响。国内多点执业对各方福利影响的研究还停留在理论分析层面，由于政策处在初步推进阶段，相关实证数据还难以获取。关于该问题的探索可以借鉴国外的研究方法，在国外相对成熟的模型基础上，结合国内特殊的政策环境加以修正，开展相关规范性研究，特别应着力于不同影响因素间的关系探讨。在政策全面推开后，通过数据收集，对不同主体的福利水平进行评估，为政府下一步的政策干预提供实证支撑。

（责任编辑：杨鑫磊）

中国卫生管理研究

2017 年第 1 期　总第 2 期

第 130～145 页

© SSAP，2017

"健康中国"战略下民营医院健康可持续
发展路径的探索与思考[*]

——以南京市民营医院为例

樊　宏[**]

摘　要：我国民营医院无论是在起步阶段还是在前进过程中都遇到了来自专业领域和社会群体的种种阻力，虽然近年来政策层面支持民营医院发展的倾向逐渐显现，但民营医院"先天不足、后天空间局限"的情况依然很难改变。民营医院如何实现突破和发展进而走上健康可持续发展的道路，是值得深入探索和思考的重要议题。2016 年《"健康中国 2030"规划纲要》的出台，使民营医院迎来了新的发展契机。本文以南京市民营医院为例，拟通过对其发展历程、现状以及存在的问题等进行综合分析，初步

　＊　本文得到国家自然科学基金青年基金项目（71503139）、中国博士后基金面上项目（2016M600400）、四川省教育厅人文社科基地研究项目（SCYG2016－23）资助。

＊＊　樊宏，南京医科大学公共卫生学院社会医学与健康教育学系讲师，南京大学卫生政策与管理研究中心博士后，电子邮箱：fanhong365@163.com。

探讨"健康中国"战略下民营医院的健康可持续发展路径，旨在为整个民营医疗卫生系统的完善和高效运行提供理论参考。

关键词： 健康中国 民营医院 健康可持续发展

一 引言

2016 年 10 月 25 日，为实现全民健康，中共中央、国务院印发了《"健康中国 2030"规划纲要》（以下简称《纲要》）。《纲要》不仅明确提出健康中国的战略目标，还对整个健康产业规模给出了相应指标。在民营医院领域，《纲要》明确提出，要进一步优化政策环境，优先支持社会力量举办非营利性医疗机构，推进和实现非营利性民营医院与公立医院同等待遇，推动非公立医疗机构向高水平、规模化方向发展，鼓励发展专业性医院管理集团。破除社会力量进入医疗领域的不合理限制和隐性壁垒。加强政府监管、行业自律与社会监督，促进非公立医疗机构规范发展。[①]

20 世纪 80 年代以来，我国民营医院迅速增多，与公立医院之间的数量差距在不断缩小。据统计，截至 2015 年末，民营医院多达 1.45 万家，占全国医院总数的 52.7%。但是民营医院的市场占有率不高，截至 2015 年末，民营医院床位数为 103.4 万张，仅占医院床位总数的 19.4%，民营医院的诊疗人次为 3.7 亿人次，仅占医院诊疗总人次的 12.0%。[②]

[①] 中共中央、国务院：《"健康中国 2030"规划纲要》，中国政府网，http://www.gov.cn/zhengce/2016 – 10/25/content_5124174.htm。

[②] 数据来源：《2015 年我国卫生和计划生育事业发展统计公报》。

2016 年《纲要》的出台，让民营医院迎来了新的发展契机。其实近年来，这样的利好消息并不鲜见。从医师多点执业、分级诊疗，再到今天的优先支持社会力量举办非营利性医疗机构，这些均是有利于民营医院发展的利好政策。但是，基于多种主、客观因素及历史原因，民营医院的发展依然面临诸多困境。

相对于欧美发达国家民营医院的发展与定位，我国民营医院无论是在起步阶段还是在前进过程中都遇到了来自专业领域和社会群体的种种阻力，虽然近年来政策层面支持民营医院发展的倾向逐渐显现，但民营医院"先天不足、后天空间局限"的情况依然很难改变。民营医院如何寻求突破进而走上健康可持续发展的道路，是值得认真探索和深入思考的重要议题。

本文拟通过回顾南京市民营医院的发展历程，全面分析南京市民营医院发展的现状及存在的问题，探讨"健康中国"战略下民营医院的健康可持续发展路径，旨在为整个民营医疗卫生系统的完善和高效运行提供理论参考。

二 南京市医疗卫生服务体系概况及民营医院的发展历程

（一）南京市医疗卫生服务体系概况

南京市医疗卫生服务体系整体呈现如下三方面特点。

1. 医疗卫生资源丰富，卫生事业持续发展

2015 年末，南京市各类医疗卫生机构 2337 个，其中医院、卫生院及社区卫生服务中心 336 个，疾病预防控制中心 17 个，妇幼卫生保健机构 14 个。各类医疗卫生机构共有病床 4.66 万张，共有卫生技术人员 6.51 万人，其中执业（助理）医师 2.23 万人、注册护士 3.50 万人，分别比上年增加 0.31 万、0.07 万、0.77 万人。

累计建成社区卫生服务中心（卫生院）139 个、社区卫生服务站
（村卫生室）691 个，城市社区卫生服务达到全覆盖。

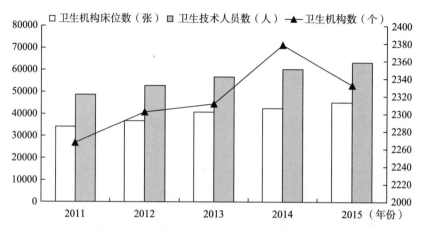

图1 南京市 2011～2015 年卫生资源相关指标

资料来源：《南京市 2015 年国民经济和社会发展统计公报》。

2. 医疗卫生资源配置不均衡，资源向中心城区集中倾向明显

南京市的医疗卫生资源主要集中在中心城区，尤其是鼓楼区。
据统计，2014 年末，鼓楼区人口约占全市总人口的 14%，床位数
为 14108 张，占全市床位数的 32.3%，而高淳、溧水人口合计约占
全市总人口的 13%，床位数却仅有 3198 张，只占全市床位数的
7.3%。此外，鼓楼区平均每千人拥有卫生技术人员 21.9 人，高
淳、溧水两区平均每千人仅拥有卫生技术人员 4.4 人。

3. 不同区域、不同等级医院间的卫生服务利用率差距较大

南京市中心城区医疗机构的病床使用率远高于其他区，而大型
综合医院和专科医院的病床使用率远高于基层医疗卫生机构。2014
年，南京市综合医院的病床使用率平均为 88.7%，其中江苏省人民
医院、南京医科大学第二附属医院、南京市第一医院等三级甲等医
院的病床使用率均接近 100%，而社区卫生服务中心（站）等基层
医疗机构的病床使用率仅在 46.3% 左右。南京市医疗服务的利用主
要向中心城区、大规模三级甲等医院集中，远郊以及基层卫生服务

表 1 2014 年南京市各区卫生工作概况

区	辖区				户籍人口（万人）	医疗卫生机构数（个）	床位数（张）	卫生人员				全区平均每千人口			
	街道（个）	社区居委会（个）	镇（个）	村民居委会（个）				总数（人）	其中卫生技术人员			床位数（张）	卫生技术人员数（人）	执业（助理）医师数（人）	注册护士数（人）
									总数（人）	执业医生数（人）	注册护士数（人）				
玄武区	7	59			49.50	197	3188	6469	5141	2011	2081	6.44	10.38	4.06	4.20
秦淮区	12	111			70.60	279	7598	12830	10662	3755	4938	10.76	15.10	5.32	6.99
建邺区	6	55			28.77	93	1738	3577	2849	965	1084	6.04	9.90	3.35	3.77
鼓楼区	13	118			93.53	319	14108	24489	20447	6577	10027	15.08	21.86	7.03	10.72
浦口区	9	89		31	62.66	209	2266	3919	3259	1234	1397	3.62	5.20	1.97	2.23
栖霞区	9	85		30	44.38	185	1951	3926	3281	1228	1416	4.40	7.39	2.77	3.19
雨花台区	6	56			25.17	89	1165	2071	1662	629	656	4.63	6.60	2.50	2.61
江宁区	10	128		72	97.28	407	5226	6976	5796	2084	2096	5.37	5.96	2.14	2.15
六合区	11	88	1	55	90.25	300	3250	5977	5027	1748	1972	3.60	5.57	1.94	2.18
溧水区		69	8	39	42.71	130	1481	2371	1817	661	787	3.47	4.25	1.55	1.84
高淳区		84	8	60	43.83	175	1717	2746	2127	710	909	3.92	4.85	1.62	2.07

资料来源：《南京卫生年鉴（2015）》。

机构的卫生服务利用率较低。

（二）南京市民营医院的发展历程

20 世纪 80 年代以来，南京市民营医院不断发展并壮大，呈现良好的发展势头，其服务功能不断完善、服务质量不断提高，促进了医疗市场的有序竞争，为我国医疗卫生服务体系注入了新鲜活力，对于缓解人民群众"看病难、看病贵"的问题发挥了积极作用。

南京市民营医院的发展大体上经历了以下三个不同阶段。①

1. 第一阶段：由门诊向医院、由单一科室向多科室发展

这一阶段始于 20 世纪 80 年代末的南京港口医院开业，直到 21 世纪初结束。在此期间，以南京长江医院为代表的民营医院经历了由门诊向医院、由单一科室向多科室发展的阶段。

当时南京的民营医院基本是由福建莆田人投资开办的，带有明显的投机和冒险色彩，长时间处于一种无序的混乱状态。20 世纪末，经济利益的驱动使南京多家民营医院开始了广告大战，一时间，南京众多报纸推出整版医疗广告，内容大多涉及各种性病的治疗，更有一大批虚假医疗广告混于其中，促使南京市工商局不得不进一步规范医疗广告的审批流程，加强对医疗广告的整顿力度。

2. 第二阶段：由单一模式向连锁化发展

这一阶段南京民营医院开始尝试连锁发展的模式，其数量迅速增多，并涌现出许多规模较大的民营医院，正式迈入了发展的鼎盛时期。

2001 年，南京长江医院组建了长江医院集团，开设了多所分院。2002 年，四家规模比较大的民营医院在南京同时开业，分别是南京同进医院、东方医院、华山医院和城西医院。这几家民营医院

---

① 参见李建明《南京市民营医院文化管理探讨》，硕士学位论文，南京农业大学，2010。

也是福建莆田派系的，主要以男科和妇科诊疗为主。这一阶段的民营医院开始重视文化内涵建设以及医院形象的塑造，经营理念也更为先进。比如南京同进医院配备有专门的营销策划部门，有独特的医院标识，并有完整的标识应用物品。医院还制定了三年发展目标和规划，提出以人带科、以科带院的发展思路，聘请退休的医疗专家坐诊，并且派专人前往大医院进行培训。同时，这些医院的广告策略也不同于以往，更加注重技巧与实效。

3. 第三阶段：两极分化趋势渐显

这一阶段南京民营医院开始呈现两极分化的局面，一派向精而专改变，一派则向大而全转变。

2005 年之后，部分民营医院开始放弃门诊量少的医疗服务，将资源集中到特色专科服务上。同时，资金规模庞大，具有先进文化理念的大型民营医院开始出现。2007 年，南京民营医院的发展迎来了重要的里程碑。投资数亿元的南京同仁医院与南京明基医院相继开业，这两家医院完全按照三级医院的标准建成。其中，南京同仁医院一期就达 1600 张病床的规模，南京明基医院则按照整体 3000 张病床的规模来建设，这种规模使医疗市场各方竞争的格局发生了微妙的变化。这两家民营医院改变了延续多年的民营医院由福建莆田人投资的格局，南京同仁医院是由具有百年历史的北京同仁医院投资建设，南京明基医院是由台湾明基投资建设，具有很浓的台湾医院特色。这两家医院均具有深厚的文化基础，管理理念科学先进，为南京民营医院的发展注入了新鲜活力。

三 南京市民营医院发展现状及面临的主要问题

（一）民营医院数量迅速增多，但其占医疗市场份额仍然有限

随着我国医疗卫生体制改革的不断深入以及各种鼓励社会办医

政策的出台，民营医院发展情景良好，有越来越多的民营医院加入医疗服务市场中。2014 年末南京市共有医疗机构 2383 所，其中民营医院的数量占 66.6%。民营医院床位数占比为 27.2%，二级以上民营医院的诊疗人次占比为 14.4%，入院人次占比为 16.3%。[①]由此可知，民营医院在数量上已超过半数，但从其床位数和诊疗人次来看，其在医疗服务市场中的占有率仍然非常有限。究其原因，南京市民营医院数量虽迅速上升，但仍以中小规模的民营医院为主，像南京明基医院、同仁医院这样的大型医疗集团凤毛麟角，规模经济难以实现，不利于民营医院平均成本的降低和竞争力的提升。此外，民营医院长期以来信誉不佳，导致公众对民营医院的极度不信任也是重要原因之一。20 世纪末，南京民营医院竞争激烈，一时间各种虚假广告泛滥，很多不具备行医资格的私营小诊所对市民进行招摇撞骗，严重扰乱了医疗市场秩序，更让民营医院的行业形象跌入谷底，无形中让市民对所有民营医院均产生了先入为主的认知和判断，从而在一开始就阻断了其迈向民营医院就医的步伐。

(二) 民营医院人员配比较为合理，但高层次人才缺口较大

依据文件规定，医院各类人员比较合理的配比为：卫生技术人员占 70% ~72%，行政管理和工勤人员占 28% ~30%。区别于公立医院的卫技人员占比过高的情况，南京市民营医院的各类人员配比较接近标准范围。在卫生技术人员中，较为合理的配比为：医师、中医师占 25%，护理人员占 50%。民营医院的医护比也在合理范围之内。

但从民营医院的总体发展而言，其仍处于人才短缺阶段，尤其是高层次人才的缺口很大。据统计，2014 年末南京市各级医院执业（助理）医师的总人数为 21602 人，注册护士为 27363 人，而民营

---

① 参见《南京卫生年鉴 (2015)》，广陵书社，2015。

医院执业（助理）医师的总人数仅为 2259 人，注册护士仅为 3176 人，民营医院执业（助理）医师和注册护士的数量仅占总数的 10% 左右。民营医院医疗队伍中离退休人员和年轻的、刚走出校门的医护人员比较多，缺少中青年技术骨干，人才短缺成为民营医院发展的重要瓶颈。民营医院在学术资源、研究平台、培训机会、职业发展方面的不足，以及在社会地位、社会保险衔接等方面存在的问题，都会给优质人才进入民营医院带来后顾之忧。即使有高层次人才愿意进来，由于没有长效的人才培养机制，形成不了人才梯队，加之各方面的制约因素，也往往很快就会出现人才流失的局面。

（三）民营医院管理方式灵活、经营理念新颖，但服务利用效率亟待提高

近年来，南京市大多数民营医院逐渐打破过去家族式、经验式管理的束缚，向规范化、科学化的现代医院管理模式迈进。民营医院不同于公立医院严重超编、人浮于事的体制，其在人事与分配制度上有自己的体制与模式，收入分配与绩效挂钩，打破了大锅饭的旧制，成本低、效率高。而且大多数民营医院的经营理念新颖，比公立医院更加人性化、更具亲和力，更能顺应当今人们越来越重视生活品质和服务质量的需要。

但是，民营医院的服务利用效率一直难以令人满意。相关统计数据显示，即使像南京明基医院、同仁医院这样的大型民营医院，其病床使用率也只有 70% 左右，其余大多数民营医院的病床使用率仅在 30% 左右，这与大多数公立医院的病床使用率接近或达到 100% 形成了鲜明对比。这说明南京市绝大多数民营医院有大量的闲置床位，而这些闲置床位势必会增加额外的费用，给民营医院的高效运行造成一定的经济负担。因此如何提高民营医院的服务利用效率也是需要重点关注的问题。

（四）部分民营医院定位不清，无法形成差异化经营管理

20 世纪末 21 世纪初，南京很多民营医院基本都是在对医疗行业缺乏全面了解、未进行形势分析的情况下，盲目进入了医疗市场，企图瓜分医疗市场的高额垄断利润。因此，一些民营医院自身定位不明确，盲目模仿公立医院的服务模式，设立多专科、综合诊室，与当地具有高端医疗设备和优秀医师队伍、资金雄厚、服务能力强的公立医院进行同质化竞争，其竞争结果大多是民营医院受挫。这样的局面也导致民营医院无法集中资源发挥自身优势，长期各自为政、相互竞争，无法形成差异化经营管理模式，进而很难发展壮大。[①]

（五）民营医院财税负担重，财务压力大

民营医院虽然也可以享受一定的税收优惠政策，但有期限，而且在各税种的优惠上与公立医院依然存在较大差距。面对公立医院在政府补偿机制下的强势竞争，民营医院不仅缺乏国家财政支持，而且还难以享受部分税收和筹资权的优惠政策。2014 年公立医院负债率为 40.8%，而民营医院的负债率达到了 54.9%，高于医院资产负债率 30% ~ 50% 的合理范围。民营医院资产负债率高，财务风险大，加之与公立医院相比就诊患者明显偏少，因此民营医院应尽量拓宽融资渠道，以降低负债风险。[②]

（六）民营医院监管力度不强，体制不完善

民营医院理应和公立医院一样受到持续有效的监管，以确保

---

① 姜巍、李清、朱兆芳：《我国民营医院发展状况研究》，《中国卫生经济》2016 年第 5 期，第 29 ~ 31 页。
② 王高玲、叶天瑜：《新医改背景下我国民营医院发展态势分析》，《中国医院管理》2016 年第 11 期，第 24 ~ 27 页。

其医疗质量和医疗安全，从而发挥其在医疗卫生服务市场中的有益补充作用。然而目前我国仍然面临着对民营医院监管不力、各监管部门职责不明的局面，加之缺乏明确的针对民营医院监管的法律法规和相关政策，大多只是行政命令性质的手段，监管效力非常有限。①

因此，很多民营医院在短期利益驱动下，利用监管法律法规空缺的漏洞，提供虚假医疗信息，诱导消费，严重损害了患者利益。个别民营医院甚至为了降低医疗成本，通过不正规渠道购买不安全的医疗用品和耗材，严重威胁到患者的健康利益和生命安全。②

四 "健康中国"战略下南京市民营医院健康可持续发展路径的政策建议

党的十八届五中全会提出推进健康中国建设的新目标，将健康中国上升为国家战略。在 2016 年 8 月召开的全国卫生与健康大会上，习近平总书记强调，要把人民健康放在优先发展的战略地位，要加快推进健康中国建设。2016 年 10 月发布的《"健康中国 2030"规划纲要》更是使全民健康有了更加精细的蓝图。可见，党中央已把对全民健康的关注和重视融入健康中国的国家战略。各种政策利好使民营医院迎来了最佳发展时机，民营医院应紧握机遇，加强内涵建设，强化服务质量、人才队伍建设，逐步走向高水平、规模化的健康可持续发展路径。基于前文对民营医院的全面分析，在此提出以下几个方面的政策建议。

---

① 韩光曙：《新常态及供给侧改革视角下公立医院发展的战略思考》，《中国卫生管理研究》2016 年第 1 期，第 1~15 页。
② 黄灵肖、方鹏骞：《我国民营医院行业监管的现状分析与思考》，《中国医疗管理科学》2015 年第 4 期，第 15~18 页。

（一）正确定位，发挥自身特色和优势，坚持走差异化竞争之路

民营医院应该准确定位，充分认识自身与公立医院相比具有的特色和优势，找准发展方向，与公立医院形成相互补充、差异化竞争的发展模式，从而逐步走出一条健康可持续发展路径。民营医院可以建立专业品牌，打造自己的特色。在具体的医疗服务过程中，可以在对大型设备依赖小、市场需求较大的疑难杂症特色专科上寻求突破，从专科着手，塑造品牌。如南京市长江医院投入了大量人力、物力、财力，致力于提升不孕不育的诊疗水平，先后创办了"不孕不育博士园""生殖医学实验室""名医手术室"，在检验、门诊、手术、康复每一个环节均严格把控，先后获得"全国不孕不育十佳专科医院""不孕不育科技进步奖""百姓放心医院"等荣誉，成为引领行业发展的标杆。2014 年，南京长江医院与台湾东元综合医院正式签订《海峡两岸生殖医学合作备忘录》，将在生殖医学科研建设、两岸专家学术交流、大陆居民赴台做试管婴儿等方面形成全面战略合作，携手造福更多的不孕不育家庭。同年，该院还推出了一系列创新项目，如生物支架膜、单孔腹腔镜、精囊镜、超生晶氧、热敷包、灌肠包、抗体免疫疗法、手汗症、精索静脉曲张等各类新项目，极大地丰富了医院的经营项目，这些新项目、新技术的推广应用，对于提升复诊率、扩大知名度具有重要的意义，也成为医院的特色经营亮点。与此同时，民营医院还可以尝试由单一医疗型功能向医疗、预防、保健、康复等全方位服务功能转变，提供多层次、全方位、长期有效的健康管理服务，建立起自己独特的、能有效与公立医院区分的市场细分点。随着经济的发展和人们生活水平的提高，群众对于特需医疗的需求必然逐年提高，供需矛盾突出，而这对于民营医院来说是极大的发展契机。如专注医养结合服务，为空巢或失能老人提供专业医疗保健服务，积极应对老龄化浪潮，紧抓老年医疗保健区块，创造新的利润增长点。

（二）加强内涵建设，坚持诚信服务，努力提升社会知名度和公信力

民营医院的加入可扩大医疗服务的供给，促进医疗服务市场的良性竞争，进而提高整个医疗服务行业的效率和质量。民营医院在硬件设施与医疗技术水平上都无法与公立医院相提并论，因此，必须注重内涵建设，以服务和质量取胜。在加强内涵建设的过程中，要严格实施标准化管理，制定常见病诊疗规范，制定符合医院实际的质量控制与考核标准，进行常规考核，建立长效监督管理机制，定期考评反馈，对发现的问题及时分析原因，总结经验教训，制定有效的防范措施，从医疗服务质量管理体系、运行机制及规章制度上进行有针对性的持续改进，进而提升医疗质量，为病人提供优质满意的卫生服务，与病人形成良好的互动关系，努力提升社会知名度和公信力。

民营医院要始终坚持诚信服务，体现医院治病救人的医德医风，这样才能取信于民，才能健康可持续发展。随着医疗服务市场的快速发展，病人对就医过程中人性化、个体化服务的要求逐渐提高。民营医院应始终坚持以人为本，注重医院软实力的提升，真正做到尊重患者、理解患者，让患者享有更充分的诊疗决策权，尽力构建和谐医患关系，只有这样民营医院才可能有更大的发展。近年来，南京很多民营医院每年都会定期开展"关爱健康，服务社会"等公益活动，为特定人群进行免费体检或开辟医疗服务绿色通道，这些举措对进一步提升医院知名度和公信力具有重要的现实意义。

（三）完善人才培养体系，加强人才队伍建设

人才流失严重、缺乏稳定合理的人才队伍是民营医院发展的一大软肋。要想提升服务功能、改善服务质量，结构合理的人才队伍是关键。目前南京大多数民营医院以退休老医生和应届毕业生为主，中青年技术骨干较少，专业人才队伍呈现典型的"两头大、中

间小"的哑铃型人才结构。与公立医院相比,民营医院高技术人才缺乏、储备人才稀少的问题极为突出。医师多点执业政策的实施曾被寄予厚望,但实践证明效果并不理想,公立医院具有高级职称的医师往往承担着繁重的临床、教学和科研任务,很难再有精力去民营医院多点执业。

基于此严峻形势,民营医院必须深化人才改革,不断完善人才培养体系,加强人才队伍建设。首先,要制定有利于民营医院引进和培养人才的政策。要在政府的主导下创造机会大力推进与公立医院之间的支持帮扶,开展人才合作。其次,要不断建立择优聘用、可持续发展的人才培养机制。除了要全方位、多渠道挖掘优秀的技术人才及管理人才之外,还要建立科学合理的绩效考核制度,将报酬与工作业绩、技术水平、服务态度等紧密挂钩,充分调动个人的积极性和主动性,同时要注重对年轻专业人才的大力培养,以作为后备医疗技术骨干力量。只有建立起完善的人才激励机制和培训机制,保持人才梯队的稳定合理和业务素质的不断提升,才能确保医院的健康可持续发展。再次,要不断加强民营医院的学科建设,搭建高水平科研平台,这是吸引人才的重要着力点。《关于进一步鼓励和引导社会资本举办医疗机构的意见》已明确提出非公立医疗机构的职位评定、人才培训等享有与公立医疗机构同等的待遇,因此民营医院要紧抓机遇,加强学科建设和科研投入,选择优势学科给予重点支持,搭建好科研发展平台,组织开展重点专科人才培养项目,以培养更多的中青年骨干技术人员,优化自身人才队伍结构。

(四) 进一步优化政策支持环境,丰富筹资渠道,优化融资政策

民营医院作为公立医院的有益补充,对于促进人民群众身心健康、缓解医疗供需矛盾具有积极的作用。因此国家在鼓励更多社会资本进入医疗领域的同时,要进一步优化政策支持环境,形成相对公平的竞争环境。2013 年出台的《关于促进健康服务业发展的若

干意见》明确要求，放开非公立医疗机构的医疗服务价格，使其可自主调整医疗收费结构，以求充分发挥价格杠杆作用，促进形成多元办医格局。2015年出台的《关于促进社会办医加快发展的若干政策措施》明确提出，要加强财政资金扶持，丰富筹资渠道，优化融资政策，鼓励地方探索建立对社会非营利性医疗机构举办者的激励机制。2016年出台的《"健康中国2030"规划纲要》也明确提出要进一步优化政策环境，推进和实现非营利性民营医院与公立医院的同等待遇。因此，地方政府应适时完善相关政策，明确对民营医院的定位，优化融资政策，制定更为灵活的税收政策。民营医院自身也要寻求资金来源的多样化，丰富筹资渠道，拓展自身生存空间，根据市场需求及服务质量合理定价，通过提供高质量、多元化、差异化、价格合理的医疗服务而达到健康可持续发展的最终目的。

（五）加强多方监管力度，建立健全民营医院监管法律法规体系

完善的法律、法规体系是实现政府对民营医院行业监管的基本制度保障。仅仅依靠目前的行政命令手段无法保证对民营医院监管到位。不能在民营医院发生医疗事故时才去监管，而应该进行持续性的全方位监管。对此，主要有以下建议。首先，大力加强对民营医院的监管力度，建立健全各项监督考核机制，建立贯穿民营医院整个运行过程的长效监管机制。其次，加强行业自律，全面加强民营医疗机构监管体系建设。民营医院需在不断提升医疗服务质量的同时，加强行业自律，树立法制观念，坚持以人为本的原则，进一步规范诊疗行为，避免不合理诊疗行为，通过不断提升服务质量，加强核心竞争力，以吸引患者、提升公信力。再次，鼓励和引导第三方力量参与民营医院的监管。在加强政府监管的同时，还应该鼓励和引导如大众媒体、个人、医疗行业协会等第三方，通过发挥专业优势，共同监管民营医院的医疗行为，从而形成多元化的监管体

系，通过多方监管以促进民营医院的健康可持续发展。

综上所述，民营医院应立足于"健康中国"的战略，紧抓机遇，始终坚持走内涵建设的健康可持续发展道路，不断提高服务质量和服务水平，以期与公立医院形成相辅相成、协同发展的医疗服务体系新格局，助力健康中国目标的早日实现。

（责任编辑：郭锡超）

中国卫生管理研究

2017 年第 1 期　总第 2 期

第 146～164 页

© SSAP, 2017

不同筹资模式下的居民医保
筹资标准研究[*]

徐　伟　杜雯雯　曹晶晶　高　楠[**]

摘　要：针对不同筹资模式对城镇居民基本医疗保险筹资标准制定的影响，基于居民医保参保人口结构，结合可支配收入、医疗消费支出以及补偿比等因素，以江苏省为例，分别对现收现付制与部分积累制筹资模式下的适度筹资标准进行建模测算。本文的结论认为，在现收现付制和部分积累制的储备金比率模式下，居民医保筹资标准与缴费率均应逐年提高；在部分积累制的阶梯保费模式下，筹资标准逐年提高，缴费率在 2%～5%，且累计结余率较为适宜。

关键词：城镇居民基本医疗保险　现收现付制　部分积累制　筹资标准

　＊　基金项目：国家自然科学基金面上项目（71273278）。

＊＊　第一作者：徐伟，江苏南京人，博士，中国药科大学国际医药商学院副教授，研究方向：医疗保险与药物政策，电子邮箱：xu2012wei@126.com；杜雯雯，中国药科大学国际医药商学院；通信作者：曹晶晶，山西霍州人，博士研究生，澳门大学中华医药研究院，研究方向：卫生经济与政策，电子邮箱：cjxiao0526@163.com；高楠，中国药科大学国际医药商学院。

一 引言

稳定的筹资机制是促进城镇居民基本医疗保险制度（以下简称"居民医保"）可持续发展的关键，而筹资标准则是筹资机制的核心内容。一般而言，筹资标准不宜过高，否则会加大各主体的筹资压力，[①]而筹资标准过低则无法提供有效的医疗保障。[②] 因此，合理的筹资标准对维持医保基金的平稳运行和保障患者的医疗需求至关重要。

从现有学术研究来看，目前筹资标准的制定大多是基于现收现付的思想。例如，贾洪波[③]构建的城镇居民基本医疗保险适度缴费率模型以及宋世斌[④]对城镇居民基本医疗保险基金可持续性的评估，其本质都是依据现收现付制筹资模式。但是，在居民医保的实际操作中，筹资标准的制定却更符合部分积累制筹资模式。这主要是因为，在人口老龄化背景下，随着老年人口比例的提高，现收现付的模式将会导致基金的筹资与支付压力越来越高。[⑤] 邓大松通过对2000～2050年居民医保缴费率增长状况进行测算，得出老龄化对医疗保险筹资费率具有显著正向影响，这也是有学者指出医疗保险应采用部分积累制筹资模式的原因，人口结构即是现收现付制与部分积累制筹资模式的主要考量因素。那么，在这两种筹资模式下，筹资标准的测算思路与方法究竟有何差异，以及对应的筹资额为多少？这是本文将要解决的问题。

---

① 王锡国、包慧、李彩霞：《城镇居民医疗保险筹资实践与研究》，《山东人力资源和社会保障》2012年第4期，第20～22页。

② 周绿林、童雪君、钱小山：《构建居民医保长效筹资机制的研究——以镇江市为例》，《中国卫生事业管理》2013年第1期，第26～28页。

③ 贾洪波：《城镇居民基本医疗保险适度缴费率分析》，《财经科学》2009年第11期，第92～101页。

④ 宋世斌：《我国医疗保障体系的债务风险及可持续性评估》，经济管理出版社，2009。

⑤ 何文炯、杨一心、刘晓婷等：《社会医疗保险纵向平衡费率及其计算方法》，《中国人口科学》2010年第3期，第88～112页。

基于此，本文首先对筹资标准测算的研究成果进行系统梳理，主要包括筹资标准测算的数理方法，以及调整指标或者依据。从测算方法来看，目前使用较为广泛的是粗估法，包括分解推算法和合成粗估法，该方法所需统计资料较少，而应用性较强[①]。相较于粗估法，更为精细的精算模型和方法主要有国际劳工组织的 ILO 筹资模型[②]、台湾地区的全民健康保险精算方法[③]等。此外，还有学者将数理统计的方法进一步与保险精算相结合，主要有边际效用模型[④]、多元回归模型[⑤]、广义线性模型[⑥⑦]、复合马尔柯夫模型[⑧]、经验频数法和 Pareto 分布[⑨]、条件数学期望法[⑩]和基于医疗保险损失分布法[⑪]等。还有部分学者利用人均医疗费用估算法、抽样调查医疗费用概算法[⑫]和参数的设定和分段累进支付法[⑬]对城镇居民基本医疗保险筹资标准进行了测算。对于筹资标准的调整依据，胡庆慧、

① 曹俊山：《上海市城镇居民基本医疗保险制度评价与完善研究》，硕士学位论文，复旦大学，2010。

② Naihua Duan et al.，"Acomparison of Alternative Models for the Demand for Medical Care," *Journal of Business & Economic Statistics*，1 (1983)：115.

③ Michael D. Barr，"Special Issue：Comparative Health Care Policy," *Journal of Health Politics，Policy and Law*，26 (2001)：709－726.

④ 李镒冲：《ILO 筹资模型与分布拟合方法在社会健康保险精算中的应用研究》，硕士学位论文，四川大学，2007。

⑤ Masako Li and Yasushi Ohkusa. "Should the Coinsurance Rate Be Increased in the Case of the Common Cold? An Analysis Based on an Original Survey," *Journal of the Japanese and International Economics*，16 (2002)：353－371.

⑥ P. McCullagh，J. A. Nelder，*Generalized Linear Models：Monographs on Statistics and Applied Probability*，New York：Chapman and Hall，1989.

⑦ Katrien Antonio，Jan Beirlant，"Actuarial Statistics with Generalized Linear Mixed Models," *Insurance：Mathematics and Economics*，40 (2007)：58.

⑧ Claudia Czado，Florian Rudolph，"Application of Survival Analysis Methods to Long-term Care Insurance," *Insurance：Mathematics and Economics*，31 (2002)：395.

⑨ 陈滔：《补充医疗保险费测算方法研究》，《中国卫生统计》2000 年第 1 期，第 2～4 页。

⑩ 任仕泉、陈滔、杨树勤等：《统筹医疗保险保费测算方法研究》，《中国卫生事业管理》2001 年第 3 期，第 154～155 页。

⑪ 贺华琴：《医疗保险损失分布拟合方法研究》，硕士学位论文，西南财经大学，2008。

⑫ 林枫：《城镇居民基本医疗保险筹资标准测算》，《中国社会保障》2007 年第 2 期，第 44～45 页。

⑬ 陈德贤：《居民医保筹资标准测算》，《中国社会保障》2007 年第 11 期，第 46～47 页。

陈新中①以筹资标准应和补偿水平相匹配为条件，认为筹资标准的测算必须基于人均卫生费用，以此来考量医疗服务利用情况。罗力等②提出将次均费用快速增长、需求释放、居民收入增加与筹资标准的制定相结合，充分考虑增加系数和保险因子的作用。同时，筹资标准的调整还应根据居民不同的收入情况③、健康需求特征④等，建立个人筹资额与收入同步增长的联系⑤。此外，何文炯等⑥提出筹资调整的核心是要确保医保基金的年度平衡与长期平衡，并认为基本医疗保险筹资应该遵循"以支定收"的原则，根据参保人员医疗需求推算其应缴纳的医疗保险费。

综上，已有研究进展对筹资标准的制定具有较强的借鉴作用。从本质来看，无论是何种测算方法，筹资标准的制定都主要是结合收入水平、医疗消费支出、补偿比、保险因子等因素，但对人口结构的考量较少。对此，本文将参考筹资标准的测算与调整依据，重点基于参保人口结构，根据"收支平衡"的基本原则，通过构建精算模型，以江苏省为例，分别研究居民医保在现收现付制和部分积累制筹资模式下的筹资标准。

二 精算模型

为考察筹资标准与城镇居民人均可支配收入的匹配情况，本文

---

① 胡庆慧、陈新中：《对居民基本医疗保险筹资标准问题的思考》，《卫生经济研究》2011年第1期，第35~36页。

② 罗力、傅鸿鹏、张勇等：《论次均医疗费用快速增长、需求释放和医保收支平衡关系》，《中国医院管理》2002年第9期，第41~43页。

③ 刘祯祯、常峰：《城镇基本医疗保险筹资分析》，《卫生软科学》2011年第2期，第95~97页。

④ 任苒、黄志强等：《中国医疗保障制度发展框架与策略》，经济科学出版社，2009年，第126~130页。

⑤ 张晓、刘蓉、胡汉辉：《建立与经济增长同步的医疗保险筹资机制》，《中国医疗保险》2011年第1期，第25~29页。

⑥ 何文炯、杨一心：《社会医疗保险筹资若干问题辨析》，《中国医疗保险》2011年第3期，第34~37页。

将测算所得筹资标准占可支配收入的比例称为居民医保缴费率。

（一）模型假设

本文的研究以整个城镇居民基本医疗保险体系为研究对象，为使测算更加简便，需对一些因素进行假设。

1. 城镇基本医疗保险已实现全民覆盖。

2. 城镇人口测算中，各年各年龄段城镇居民与城镇职工的比例保持一致。

3. 参保居民最小年龄为 1 岁，最大为 100 岁，100 岁及以上的均按 100 岁处理。

4. 测算中用到的补偿比为实际补偿比，不考虑起付线和封顶线的影响。

5. 不同人群的医疗费用支出只与年龄有关，忽略物价指数和收入水平对不同年龄人群医疗消费支出的影响，并且假设同一年龄段人群医疗消费支出相同。

（二）现收现付制筹资模式

根据代际转移理论，一代人的医疗补偿费用可以由同时期正在工作的下一代人通过缴费或税收的方式予以支付，以实现医疗保险基金的横向收支平衡，即为现收现付制。对于居民医保而言，在完全的现收现付制筹资模式下，医疗保险每年筹集的基金全部用于支付当年的医疗补偿费用，不再计提风险储备金。一般的测算方法是，首先测算出某年需要支付的医疗补偿费用，然后根据以支定收的原则，只保持基金的当年平衡，从而得到需要筹集的资金。

故在现收现付制下，当期基金收入完全用于基金支出，并不计提风险储备金，所以对于任意 t 年度，有如下平衡等式：

$$t \text{ 期基金收入} = t \text{ 期基金支出}$$

$$t \text{ 期基金支出} = t \text{ 期医疗补偿费}$$

本文以 $t_0(t_0 = 2012)$ 时刻的人口数据和医疗费用数据为基期数据，则任意年份 $t(t \geq 2012)$ 时刻基金的收入和支出可表示如下：

$$t\text{ 期基金收入：}I(t) \tag{1}$$

$$t\text{ 期基金支出：}C(t) = \sum_{x=0}^{100} N_x^t \cdot (1+k)^{t-t_0} \cdot D_x^{t_0} \cdot B_t \cdot F_t \tag{2}$$

$$\text{若要使基金实现年度收支平衡，则 }I(t) = C(t) \tag{3}$$

$$t\text{ 期人均筹资标准：}A(t) = I(t)/G(t) \tag{4}$$

$$t\text{ 期人均缴费率：}H(t) = A(t)/IN(t) \tag{5}$$

其中，$I(t)$ 表示第 t 年的基金收入，$C(t)$ 表示第 t 年的基金支出，N_x^t 表示第 t 年年龄为 x 岁的参保人数，$G(t)$ 表示第 t 年的缴费人数。$D_x^{t_0}$ 表示基期 t_0 年的医疗消费支出，k 表示人均医疗消费支出增长率，B_t 表示第 t 年的补偿比，F_t 表示第 t 年的保险因子，$A(t)$ 表示第 t 年的人均筹资标准，$H(t)$ 表示第 t 年的人均缴费率，$IN(t)$ 表示第 t 年的人均可支配收入。

（三）部分积累制筹资模式

部分积累制筹资模式是介于现收现付制和完全积累制的一种资金筹集模式，将近期横向收支平衡与远期纵向收支平衡相结合，在满足当前医疗补偿费用支出的基础上，留下一部分风险储备金以应付未来支出需求。部分积累制一般是测算出未来几年的医疗保险基金支出，然后按一个高于满足当前支出需求的缴费率来筹集资金，将一部分资金用于当前医疗补偿费支出，另一部分资金进行储备，以满足未来支出需求。故而，部分积累制可以在现收现付的基础上增加部分预防未来风险支出的储备金，使完全的现收现付制转变为具有一定资金积累的部分积累制；或者是将筹集到的医疗保险基金分为两部分，一部分采取现收现付制，另一部分采取基金积累制，这两部分资金分别核算，单独管理。

按照资金积累方式的不同，部分积累制筹资模式可以进一步划分为阶梯保费筹资模式和储备金比率筹资模式。

（1）阶梯保费模式

阶梯保费模式是指预测一段时间内的（一般为 10 年左右）医疗保险基金支出，然后求出保证这段时间内基金收支平衡的缴费率，保持其年度缴费率不变；在下一个缴费年度内，再将该缴费率提高到一个更高的水平，以保证下一测算时间段内的收支平衡。

（2）储备金比率模式

储备金比率模式是指每年保持医保基金年度累计结余率不变的筹资模式，可以用来衡量年末累计结余基金用于支付下一年度基金支出的情况。居民医保基金在实际中也是每年保留一定的结余额，但是这个结余额并不固定。

在部分积累制筹资模式下：

$$(t-1)期末储备金 + t 期基金收入 = t 期末准备金 + t 期基金支出$$

1. 阶梯保费筹资模式

阶梯保费筹资模式实质上相当于将完全积累制筹资模式的测算时间缩短，仍是确保在一个测算期间内缴费率保持不变，且基金累计结余不至于过高。该模型不区分不同年龄、不同性别的参保人群，测算模型可参照完全积累制下的测算模型。

基金收入的精算现值：

$$PI(x) = \sum_{t=0}^{t-t_0} \sum_{x=0}^{100} \left\{ G_x^t * A_x^{t_0} * (1+m)^{t-t_0} / \left[\prod_{i=0}^{t-t_0} (1+i)^{t-t_0} \right] \right\} \tag{6}$$

基金支出的精算现值：

$$PF(x) = \sum_{t=0}^{t-t_0} \sum_{x=0}^{100} N_x^t * B_t * D_x^{t_0} * (1+k)^{t-t_0} * F_t / \left[\prod_{k=0}^{t-t_0} (1+i)^{t-t_0} \right] \tag{7}$$

纵向平衡：$PI = PF$ $\qquad\qquad\qquad$ （8）

所有参保者某一时期人均筹资标准的现值：$A(t_0)$ $\qquad$（9）

所有参保者某一时期人均缴费率：$H(t_0) = A(t_0)/IN(t_0)$ （10）

其中，PI 表示所有参保者 $t-t_0$ 年内基金的收入现值，PF 表示所有参保者 $t-t_0$ 年内基金的支出现值，i 表示贴现率，m 表示人均筹资标准增长率，其他参数同上。该模型考虑了人口结构对医保基金的影响，同时确保基金的长期纵向平衡。

2. 储备金比率筹资模式

在储备金比率筹资模式下，医保基金每年都计提一定的风险储备金，形成适度的基金累计结余率，参照现收现付制筹资模式，假设每年的适度结余率都相等，则有如下平衡式：

t 年基金累计结余额：$R(t) = I(t) = C(t)$ （11）

t 期基金收入：$I(t)$ （12）

t 期基金支出：$C(t) = \sum_{x=0}^{100} N_x^t * (1+k)^{t-t_0} * D_x^{t_0} * B_t * F_t - R(t-1) * (1+i)$ （13）

合理累计结余率：$M = R(t)/I(t)$ （14）

t 期人均筹资标准：$A(t) = I(t)/G(t)$ （15）

t 期人均缴费率：$H(t) = A(t)/IN(t)$ （16）

其中，$R(t)$ 表示 t 年的累计结余额，M 表示合理的累计结余率，其他参数同上。

三 数据来源及参数设置

（一）数据来源

由于我国各地城镇基本医疗保险制度具体运作情况差异较大，因此，难以对居民医保医疗费用数据、补偿比例等数据进行全部统计，或是以比较相似的标准来统一。鉴于国家 2013 年提出有条件的地区可探索实施医保基金省级统筹，而江苏省医保水平一直处于全国领先水平，所以本文探究性地以江苏省为例，分析城镇居民基本医疗保险筹资标准的测算方法。本文此部分的实证分析将根据在江苏省实地调研的结果，采用江苏省城镇数据进行分析。基于数据的可得性，所用原始数据来源于《2010 年中国人口普查数据资料》、《2014 年江苏省统计年鉴》与江苏省医疗保险基金管理中心。

测算的数据包括未来各年分年龄居民医保的参保人员数量、各年分年龄人均医疗费用、补偿比和年人均医疗消费支出增加系数等。由于在长期发展中，经济、医疗消费等各项因素的变动与不确定性较大，很难依据精算学给出具体确切值，因此本文对所有参数的预估将参照本领域已有成果测算数值以及国家政策目标要求，故所有参数值只能尽量参照当前水平反映出的将来发展趋势，结果可能会有部分偏差。

（二）城镇人口预估（N_x^t）

江苏省城镇居民基本医疗保险自实施以来，覆盖率不断提高。为简化测算，本文将以城镇居民基本医疗保险全民覆盖为基础，根据第六次全国人口普查江苏省数据，以 2010 年数据为基期人口数据进行测算。由统计资料可得到各年龄分性别城乡人口数、死亡率、生育率、城镇化率等基础数据，运用中国人口预测软件（CPPS）即可对江苏省城镇人口进行预估。按照全民医保的有关要求，15 岁及以下儿童应全部参保；而在 15 岁以上人口中，有部分人群仍为学生，应参加居民医保；而在剩余人群中，由于城镇工作岗位限制，存在部分失业人员和非正式从业人员。根据江苏省医保中心职工医保、居民医保参保人口年龄数据以及江苏省失业率、城镇岗位从业人数等数据，15 ~ 24 岁的城镇人口中，有 3/4 的人参加了居民医保，剩余的参加了职工医保；25 岁以上人口中，有 3/4 的人参加了职工医保，剩余的参加了居民医保，由此即可得到不同年龄应参加医保居民的比例。

对此，运用 CPPS 统计软件和 Excel 可以对未来江苏省城镇居民人口规模进行预估。统计结果大致如图 1 所示。

从图 1 中可以看出，2040 ~ 2050 年，江苏省城镇居民基本医疗保险参保人群结构基本趋于稳定，这与黄润龙①对江苏省人口结构测算的结果也一致。对此，本文的测算时期将为 2010 年至 2040

---

① 黄润龙：《人口老龄化趋势及社会养老保险研究》，《河海大学学报》（哲学社会科学版）2009 年第 11 期，第 34 ~ 91 页。

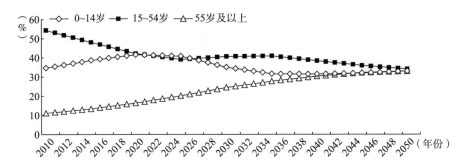

图1 2010～2050年江苏省城镇居民基本医疗保险参保人员结构变动情况

资料来源：根据 2012 年《江苏统计年鉴》、2010 年第六次人口普查、江苏省医疗保险基金管理中心相关数据整理得到。

年。同时，由图1可知，在接下来30年中，老年人口参保比例不断上升，老龄化趋势显著，对医保基金的长期稳定提出巨大挑战。

（三）收入水平预估 ［IN（t）］

城镇居民多为无工作或是非正式从业人员，其医保筹资额取决于居民可支配收入。所以，在对城镇居民基本医疗保险筹资标准进行测算之前，应当先对可支配收入水平进行预估。对于经济发展水平，多以指数平滑法进行预测。改革开放以来，我国经济发展增速较快，1995～2012 年，江苏省城镇居民可支配收入的年平均增长率为 11.60%，近些年，居民可支配收入增速略有放缓。在长期中，经济发展水平受多种因素的影响，很难预测，指数平滑法也只是给出大致参考范围，学者多是通过假设来预估。劳动和社会保障部（即现在的人力资源和社会保障部）在全国城镇职工养老保险预测中采用的职工工资/可支配收入增长率是 2000～2050 年为 8% 的水平[1]；邓大松、张建伟[2]则以 13% 作为年平均增长率。可见，对收入水平

---

① 王晓燕、宋学锋：《老龄化过程中的医疗保险基金：对使用现状及平衡能力的分析预测》2004 年第 6 期，第 5～9 页。

② 邓大松、张建伟：《福利型与保障型社会保障制度模式及其经济发展效应的比较》，《经济评论》2003 年第 2 期，第 36～39 页。

的增长率并无统一估测值，由于本文的重点是提出不同筹资模式下居民医保筹资水平的测算方法并比较其差异。对此，本文参照历年可支配收入的年平均增长率以及学者的研究数据，将江苏省城镇居民可支配收入增长率假定为 8%，以方便测算。

（四）医疗补偿费用预估

此处将根据基期的分年龄人均医疗消费支出、预测年度相较于基期的医疗费用增加系数以及各年的保险因子、补偿比，从而得到各年分年龄人群的人均医疗消费支出。

1. 各年龄段人口医疗消费支出（D_x^t）

由于不同年龄人群医疗消费支出差异较大，因此需要考虑分年龄人群的医疗消费支出情况。所以，为了测算基期的分年龄人群人均医疗消费支出，首先需要求得各年龄段人口医疗消费支出权重，该权重为某一年龄人群人均医疗消费支出占所有年龄人群人均医疗消费支出比例的情况，然后再根据基期总参保人群的人均医疗消费支出值，二者相乘即可得到各年龄段人均医疗消费支出。

由于各年龄人群医疗消费权重变动不大，因此假设各年不同年龄人群医疗消费权重不变。各年龄段人口医疗消费支出权重数据可依据 2000 年卫生部中国卫生费用核算小组的测算数据，具体数值如表 1 所示。

表 1 中国各年龄段人口医疗消费权重

年龄段	0~4 岁	5~14 岁	15~24 岁	25~34 岁	35~44 岁	45~54 岁	55~64 岁	65 岁及以上
医疗消费支出权重	0.99	0.32	0.36	0.7	1.07	1.7	2.8	2.56

资料来源：中国卫生费用核算小组：《中国卫生总费用历史回顾和发展预测》，《卫生软科学》2000 年第 5 期。

根据江苏省医疗保险基金管理中心数据，2012 年江苏省居民医保参保人员的人均医疗消费支出为 910 元。假设实现全民医保之后，居民医保参保人员的人均医疗消费支出仍为 910 元，则用该值乘以表 1 中各年龄段人口医疗消费支出权重，即可得到 2012 年各年龄段人口人均医疗消费支出。

表 2   2012 年各年龄段人口人均医疗消费支出

单位：元

年龄段	0 ~ 4 岁	5 ~ 14 岁	15 ~ 24 岁	25 ~ 34 岁	35 ~ 44 岁	45 ~ 54 岁	55 ~ 64 岁	65 岁及以上
人均医疗消费支出	900.9	291.2	327.6	637	973.7	1547	2548	2329.6

资料来源：根据中国卫生费用核算小组（2000）和江苏省医疗保险基金管理中心相关数据整理得到。

表 2 为 2012 年居民医保参保人员各年龄人口人均医疗消费支出情况，可以看出，55 岁及以上老年人口的人均医疗消费支出明显高于其他年龄段人群，对基金长期平衡的影响最大。

2. 增加系数（k）

何平平[①]的研究指出，医疗消费支出的收入弹性系数约为 1。根据上文对可支配收入水平增长情况的预估，相对于可支配收入 8% 的增长水平，在此将医疗费用增加系数分为高、中、低三种情况，分别设为 9%、8% 和 7%，以求得在不同经济增速和医疗费用增速相对值下的筹资标准。以 2012 年全体参保人员的人均医疗消费支出为基期数据，根据增加系数求得 2014 ~ 2040 年各年龄段人口人均医疗消费支出，再结合各年龄段人口医疗消费支出权重，即可得到各年分年龄人口人均医疗消费支出。

3. 补偿比和保险因子（B_t 和 F_t）

本文采用的补偿比是医保基金支出占医疗总费用的比重，即实

---

① 何平平：《经济增长、人口老龄化与医疗费用增长——中国数据的计量分析》，《财经理论与实践》2006 年第 2 期，第 90 ~ 94 页。

际补偿比。依据《国务院关于"十二五"期间深化医药卫生体制改革规划暨实施方案》，到 2015 年，城镇居民医保政策范围内住院费用支付比例均达到 75% 左右，门诊统筹覆盖所有统筹地区，支付比例提高到 50% 以上。2012 年，江苏省城镇居民医疗保险实际补偿比为 46%，基本上每年提高 4 个百分点，因此假设从 2012 年起实际补偿比每年提高 4 个百分点，到 2015 年则达到 58%。而 2015 年政策范围内费用约为总费用的 90%，估测医疗保险门诊和住院的实际补偿比也约为 58%，估测值与目标值一致。另外，依据世界卫生组织的工作目标，个人现金卫生支出比例应在 15% ~ 20%，故而本文假定城镇居民基本医疗保险实际补偿比为 80%。假设从 2015 年开始，补偿比以每年 2 个百分点小幅上升，2023 年及以后均为 80%。需要注意的是，此处的补偿比为针对参保人员所有医疗费用的实际补偿比，包括普通门急诊、门诊大病和住院等。

根据李良军等[1]对保险因子的分析，城镇人口参加医疗保险之后，其所花费的医疗费用可以获得部分补偿，从而使患者的医疗消费能力增加，致使医疗消费支出增加，这部分由于补偿比变动带来的医疗需求增加可归结为保险因子的影响。考虑到补偿比低于 20% 时对医疗消费基本没有刺激作用，因此须对补偿比的有效起点进行研究。

本文以 2012 年的数据为基期数据，因此各年的保险因子将是相对于 2012 年的增加值。假设 2012 年的基期保险因子值为 1，根据宋世斌等人[2]以及李良军等人对保险因子值的测算，补偿比每提高 1 个百分点，保险因子大致增加 0.008。考虑到补偿比达到 80% 时，补偿比继续提高所带来的需求释放可以忽略不计，因此根据上

---

[1] 李良军、杨树勤、刘关键：《保险因子的初步研究》，《中国农村卫生事业管理》1994 年第 14 期，第 13 ~ 17 页。

[2] 宋世斌、黄茜茜、尹青田：《我国城乡医疗救助支出水平的测算》，《社会保障研究》2009 年第 2 期，第 175 ~ 184 页。

文对各年补偿比的预测，则可以得到 2012～2040 年的对比保险
因子。

表3 2012～2026 年城镇居民基本医疗保险补偿比及
保险因子变动情况

年份	2012	2013	2014	2015	2016	2017	2018	2019	2020	2021	2022	2023	2024	2025	2026
补偿比（%）	46	50	54	58	60	62	64	66	68	70	72	74	76	78	80
保险因子	1	1.032	1.064	1.096	1.112	1.128	1.144	1.16	1.176	1.192	1.208	1.224	1.24	1.256	1.272

根据表2和表3，可以得到 2014 年以后居民医保基金的补偿比
和保险因子数据，结合前文对医疗费用、增加系数的估测和本研究
分析模型，即可得到 2014～2040 年各年龄段人群的人均医保基金
支出情况。

（五）其他参数

1. 累计结余率（M）

为进一步加强基本医疗保险基金管理，提高基金使用效率，人
力资源和社会保障部①提出，职工医保统筹基金累计结余额应控制
在 6～9 个月的平均支付水平，基金累计结余超过 15 个月平均支付
水平为结余过多，累计结余低于 3 个月平均支付水平为结余不足；
至于居民医保的基金风险预警指标，各地可根据当地实际具体确
定。另外，基于对中国医疗保险研究会"基本医疗保险基金结余适
宜度及动态平衡"课题的研究，李常印等人②指出，在考虑系统性
风险、医疗费用增长等因素的情况下，如果在95%的置信区间内不

---

① 《关于进一步加强基本医疗保险基金管理的指导意见》（人社部发〔2009〕67号）。
② 李常印、郝春彭、李静湖等：《基本医疗保险基金结余及动态平衡》，《中国医疗保险》
2012年第6期，第35～38页。

出险，医保基金的累计结余率则应为20%。参考已有成果，本文主要从累计结余率的角度对基金结余情况进行考量，故而选用20%作为城镇居民基本医疗保险基金的适度累计结余率。

2. 贴现率（i）

为保证资金保值，一般是将医疗保险基金进行银行长期储蓄或是投资于国债，通过银行利息收入以抵消通货膨胀等因素造成的基金贬值。为测算基金的长期平衡费率，须对未来基金收入和支出的现值进行估测。医疗保险基金的管理类似于养老保险，此处参考世界银行对中国养老保险基金的实际回报率假设，将测算年度的贴现率设定为4%。

四 实证结果

（一）现收现付制筹资模式

表 4 为 2014 ~ 2040 年江苏省城镇居民医保缴费率和所对应的基金累计结余率情况。由表 4 可知，在现收现付制筹资模式下，居民医保的缴费率及筹资标准均逐年提高（见表 4）。

表 4　2014 ~ 2040 年江苏省城镇居民基本医疗保险缴费率与筹资标准

单位：元，%

指标	年份	2014	2020	2025	2030	2035	2040
缴费率	9%	1.76	2.81	3.79	4.43	4.94	5.40
	8%	1.73	2.61	3.36	3.75	3.99	4.17
	7%	1.69	2.42	2.98	3.17	3.22	3.21
筹资标准	9%	609	1544	3056	5253	8599	13818
	8%	597	1434	2711	4450	6956	10675
	7%	586	1331	2402	3764	5616	8227

注：根据上文公式（4）（5）测算所得。

（二）阶梯保费筹资模式

在阶梯保费筹资模式下，起初基金收入高于基金支出，造成部分基金结余，所以本文进一步对阶梯保费筹资模式下各测算年度内的累计结余率进行测算。在阶梯保费筹资模式下，基金每个预测年度期间保持缴费率不变，且三个预测年度区间内缴费率逐步提高。

在阶梯保费筹资模式下，2014～2040 年江苏省居民各年的医保缴费率、筹资标准和所对应基金累计结余率分别如表5、表6和图2所示。

表5　2014～2040 年江苏省城镇居民基本医疗保险缴费率

单位：%

指标	年龄	2014～2020	2021～2030	2031～2040
缴费率	9%	2.17	3.84	4.99
	8%	2.06	3.38	4.01
	7%	1.97	2.96	3.21

注：根据上文公式（10）测算所得。

表6　2014～2040 年江苏省城镇居民基本医疗保险筹资标准

单位：元

指标	年份	2014	2020	2025	2030	2035	2040
筹资标准	9%	751	1192	3099	4554	8696	12775
	8%	714	1132	2728	4008	6988	10267
	7%	682	1082	2389	3510	5593	8219

注：根据上文公式（9）测算所得。

（三）储备金率筹资模式

在储备金比率筹资模式下，城镇基本医疗保险每年预留一定的累计结余基金，且缴费率和筹资标准均呈提高趋势（见表7）。

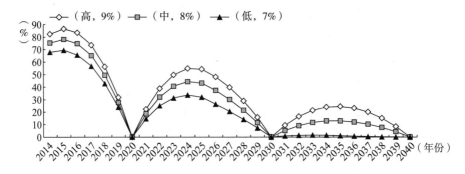

图 2 2014～2040 年江苏省城镇居民基本医疗保险累计结余率

注：根据上文公式（9）（10）测算所得。

表 7 2014～2040 年江苏省城镇居民基本医疗保险缴费率和筹资标准

单位：元，%

指标 \ 年份		2014	2020	2025	2030	2035	2040
缴费率	9%	1.83	2.87	3.86	4.47	4.98	5.45
	8%	1.80	2.66	3.42	3.78	4.02	4.20
	7%	1.76	2.46	3.02	3.19	3.24	3.23
筹资标准	9%	634	1575	3112	5302	8684	13948
	8%	622	1460	2756	4483	7012	10756
	7%	609	1353	2438	3785	5651	8275

注：根据上文公式（15）（16）测算所得。

五　结论与启示

（一）结论

　　本文分别研究了现收现付制筹资模式、阶梯保费筹资模式以及储备基金比率筹资模式下的筹资标准和平衡费率，以江苏省为例，为我国各地区医疗保险筹资标准的制定提供了不同的理论依据和测算方法，为基本医疗保险筹资水平的调整提供了实证数据支持。针对以上实证结果，以下做简要分析。

第一，在现收现付制筹资模式下，为确保基金年度收支平衡，城镇居民基本医疗保险的筹资标准和缴费率都是逐年上升的。2012年，江苏省居民医保实际缴费率为1.56%，而根据年度平衡推算得到，从2014年开始平衡缴费率要高于该值，说明江苏省需要提高目前的医保筹资水平，提高居民筹资标准占可支配收入的比例。根据本文推算，在高、中、低三种医疗费用增长情况下，居民医保到2040年的平衡缴费率分别为5.40%、4.17%和3.21%，远小于职工医保8%的筹资水平。这说明居民医保实行现收现付的缴费方式是可行的，即使在人口老龄化阶段也不会给居民医保基金带来过大的冲击，但是需要做好筹资主体的比例分摊工作，否则筹资水平的过度上升还是会引起参保者的反弹，降低参保率。

第二，在阶梯保费筹资模式下，三个测算期间的平衡缴费率是不断提高的，但增幅变动不大。这主要是因为，在长期中，补偿比和保险因子不再变动，医疗费用的增幅也较为稳定，而居民医保的参保人员均缴费，所以老龄化对居民医保基金的冲击相对较小，因此筹资增长更为平稳。但是，第一预测年度的累计结余率都较高，这主要是因为2012年城镇基本医疗保险基金有大量结余，提高了初期累计结余率水平。随着时间的推移，累计结余基金逐渐用完；在之后的两个预测年度内，阶梯保费筹资模式下的平衡缴费率并不会带来过高的基金累计结余。在医疗费用增速大于可支配收入增速的情况下，其年度累计结余率也不超过60%。在医疗费用增速低于可支配收入增速的情况下，其年度累计结余率均低于30%，与卢驰文等人[①]提出的25%的累计结余率以及上文提出的20%的合理结余率水平较为接近，累计结余率相对合理。

第三，在储备金比率筹资模式下，类似于在现收现付制筹资模式下，城镇基本医疗保险各测算年度内的筹资标准和缴费率也都呈

---

① 卢驰文、王钦池：《城镇职工基本医疗保险基金结余规模控制研究》，《经济纵横》2010年第1期，第47~50页。

上升趋势。这种筹资模式兼顾了现收现付制筹资模式的优点，不必过于考虑基金保值问题；同时，每年都留有 20% 的累计结余，可以有效预防意外风险基金支出。以 2040 年为例，按照医疗费用 8% 的增长速率，居民医保在储备金比率筹资模式下的缴费率仅比现收现付制筹资模式下的缴费率高 0.03 个百分点。同时，在储备金比率筹资模式下，由于每年的累计结余率是固定的，准确估计下一年度基金支出的情况，即能得到下一年度人均筹资额，测算也较为方便。但是，这种筹资模式还是无法避免现收现付制筹资模式下需要每年调整缴费率的缺陷。

（二）启示

综合以上分析，本文认为，阶梯保费筹资模式更能促进城镇居民基本医疗保险制度的稳定发展。这种筹资模式既能保证基金的近期横向收支平衡，使基金每年都会略有结余，且结余水平不会过高，又能满足基金远期纵向收支平衡，使基金筹资水平逐步提高，且保持缴费率不变或略有提高。在以江苏省为例的实证分析中，若按照阶梯保费筹资模式，对于居民医保，这期间缴费率控制在 2%~5%，且 10 年左右提高一次缴费率，就有利于减轻经办部门的工作量，提高居民参保率。

（责任编辑：肖世伟）

中国卫生管理研究

2017 年第 1 期 总第 2 期

第 165～182 页

© SSAP, 2017

"共同参与型"老年糖尿病患者健康
管理模式构建

赵心语 马 超[*]

摘 要：面对日益严峻的人口老龄化，如何将有限的医疗保障资源合理地用到提升老年人身体健康状况上，已成为社会的焦点问题。同时，老年糖尿病患者人数近年来不断增加，带来了沉重的经济负担。在此背景下，探索符合老年糖尿病患者需求的健康管理模式迫在眉睫。本文在阅读大量文献的基础上，通过借鉴国内外健康管理模式的先进经验，并对其存在的问题加以改善，最终构建起"共同参与型"老年糖尿病患者健康管理模式。

关键词：共同参与型 老年糖尿病患者 健康管理

---

* 赵心语，中国人民大学劳动人事学院硕士研究生，电子邮箱：zhaoxinyu_ruc@163.com；马超，东南大学公共卫生学院助理教授，电子邮箱：machao@seu.edu.cn。

一 研究背景和研究思路

（一）研究背景

人口老龄化是当今世界发展的必然趋势。截至 2012 年，全球 60 岁以上的人口占总人口的比例已达到了 12.94%。[①] 而随着经济的飞速发展与综合国力的不断增强，中国已进入了人口老龄化快速发展时期。截至 2013 年底，我国 60 岁及以上老年人口已经达到 2.02 亿，占总人口的 14.9%，而这一数字预计到 2025 年将达到 3.08 亿，占总人口的 21.1%。[②] 人口老龄化已经成为我国的一种"新常态"。这种新常态带来的不仅是人口年龄结构的改变，更是对社会经济发展以及卫生保健服务、福利、社会服务系统的严峻挑战。国家卫生部统计数据显示，2009～2013 年，我国医疗卫生支出逐年上升，全国财政医疗卫生支出累计达 30682 亿元，年均增长 24.4%；医疗卫生支出占财政的比重从 2008 年的 4.4% 增加到 2013 年的 5.9%，其中 60 岁以上老龄人口的药品消费接近全国药品消费总量的 50%。[③] 这与老年人口慢性病患病率密切相关，有关研究表明，目前 60%～70% 的老年人有慢性病史，人均患有 2～3 种慢性病。[④] 慢性病病程长，严重危害健康，带来严重的疾病负担。[⑤] 为使老年人少受各种慢性病的折磨，提高其生存质量，同时缓解国家

① United Nations Population Fund, *Aging in the Twenty-First Century: A Celebration and A Challenge*, London: The United Nations Population Fund, 2012.

② 吴玉韶、伍小兰：《健康老龄化：低成本应对人口老龄化的重要举措》，《中国社会科学报》2015 年 1 月 16 日，第 1 版。

③ 曾亮亮、赵婧：《医改新思路：医疗保险有望充当主力》，《经济参考报》2014 年 9 月 3 日，第 3 版。

④ 卫生部统计信息中心编《2008 年中国卫生服务调查研究第四次家庭健康询问调查分析报告》，中国协和医科大学出版社，2009。

⑤ 李佳佳、徐凌忠、刘文莉、丁干：《基层医疗机构为老年慢性病患者免费供应基本药物的政策研究》，《中国卫生管理研究》2016 年第 1 期。

医疗财政压力,对老年人实行健康管理,对老年人的不良生活习惯以及不利于其疾病控制与恢复的行为进行干预,势在必行。

面对老年人口日益增长的健康管理需求,早在 2006 年国务院就在《国家中长期科学和技术发展规划纲要》中明确提出,"要将疾病防治重心前移,从以疾病为主导走向以健康为主导,坚持预防为主、促进健康和防治疾病相结合"。然而,目前大部分地区的健康管理存在着管理效果欠佳、不能满足老年人健康需求的现象。因此,要使老年人社区健康管理真正达到以最有效的资源利用率实现社会健康老龄化的目标,就需要在充分考虑老年人自身特点的基础上,突破原有疾病管理的固定思维模式,同时充分考虑环境恶化及失访等外部效应带来的干扰,开展全方位、多层次的健康管理。

众所周知,糖尿病作为一种不可治愈的慢性代谢性疾病,需要终身服药治疗。近年来,全球糖尿病患者数量呈上升趋势,世界卫生组织的糖尿病数据显示,目前全世界至少已经有 1.8 亿人患有糖尿病,预测到 2025 年将增至 3.6 亿。在我国,2013 年发布的《中国慢病监测暨糖尿病专题调查报告》显示,中国有超过 1.1 亿的糖尿病患者,其中 60 岁以上的人群中 5.0% 以上为糖尿病病人,越来越多的个人和家庭受到糖尿病的威胁。[1] 同时,老年糖尿病又因其以下两个特点[2],对老年人的生命与健康造成严重威胁。

(1)无明显症状,多为偶然发现。糖尿病作为一种慢性疾病,本身并没有明显的临床症状,而老年糖尿病又因起病隐匿、症状轻微,缺乏典型的"三多一少"(即多饮、多尿、多食和体

---

[1] 陈君石、黄建始主编《健康管理师》,中国协和医科大学出版社,2007;龚幼龙主编《社会医学》,人民卫生出版社,2000,第 11 页。

[2] 刘铜华:《老年糖尿病的临床特点与合理用药》,中国药学会学术年会暨第八届中国药师周会议论文,石家庄,2008,第 3 页。

重减轻）症状而令人难以察觉，致使很多老人患病多年却不知，直到出现并发症前往医院就诊时才被诊断患有糖尿病，往往耽误了治疗。

（2）多发心脑血管并发症及低血糖，危害严重。随着年龄的增长，老年糖尿病患者体内神经的敏感性逐渐降低，交感神经对低血糖的反应也随之减弱，使得低血糖多发且不易察觉，直接导致低血糖昏迷，[①] 进一步引起交感神经兴奋，致使心率加快，血管收缩，血压升高，加重心脑缺血，诱发急性心梗和脑血栓。

同时，糖尿病作为一个全球性的公共卫生问题，无论是在发达国家还是在发展中国家，都给老年患者带来巨大的经济负担。本文以老年糖尿病患者为研究对象，在对比国内外健康管理模式的基础上，为探索行之有效的老年糖尿病患者健康管理新模式，降低相关的医疗费用，节约有限的医疗资源并提高其使用效率，从而提升老年糖尿病患者的生存质量和生活水平以及提高老龄化社会中老年人的健康水平提供政策建议。

（二）研究思路与方法

本文主要采用文献分析法、比较分析法、抽样调查法、实证分析法、问卷调查法、深入访谈法等进行研究，具体分为以下4个阶段。

（1）理论研究。通过对相关国内外文献和数据的收集与分析，了解和把握研究现状、主要研究方向及内容。

（2）问卷调查。根据研究目的设计调查问卷，对研究对象进行问卷调查。

（3）模式构建与社区实践。运用简单随机化分组方法，采用随

---

① 孙晓菲：《老年糖尿病并发低血糖症80例临床分析》，《中国现代药物应用》2014年第5期；张晋波：《老年糖尿病患者低血糖症的临床分析和预防措施》，《内蒙古中医药》2012年第3期。

机数字表将研究对象分成管理组与对照组，给予管理组老年人相应的健康管理（如举办健康讲座、电话随访、社区体检等），最终收集余下资料，并对其进行健康管理效果评价（定量与定性）。

（4）健康管理效果评估。采用定量研究和定性研究相结合的方法。定量研究的问卷由本文项目组自行设计，并经过试用和修改以及信度和效度的检验，最后由志愿者进行全面的现场调研。定性研究的访谈事先由项目组设计访谈提纲，而后借助现场录音对访谈内容进行梳理和凝练。

本文以健康管理模式探讨为切入点，通过文献综述法了解国内外老年人健康管理的现状、健康管理模式以及存在的问题。在此基础上，着力构建一种体现"以人为本"的由政府治理下的医院、社区、专家、志愿者、老年人、家庭等多方联合构建的政府卫生部门治理体系，老年人健康管理运作体系和老年人健康管理医疗体系构成的"共同参与型"老年糖尿病患者健康管理新模式（见图1）。通过以老年糖尿病患者作为研究对象，对其进行调研、实践以及评估，不断改进，使之逐步完善，从而为构建我国老年人健康管理模式提供一种新探索。

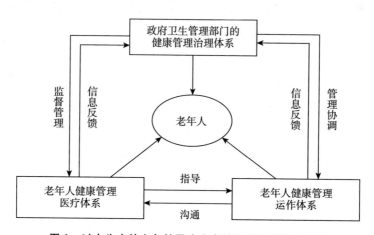

图1　以人为本的老年糖尿病患者健康管理新模式构想

二 国内外健康管理模式现状及问题分析

本文在构建"共同参与型"老年糖尿病患者健康管理模式的过程中，首先了解国内外的健康管理现状及健康管理模式，然后在此基础上分析这些健康管理模式的优缺点。这些现有的健康管理模式具有极为重要的参考意义。

（一）国外健康管理现状及模式分析

发达国家的健康管理起步于 20 世纪 50～70 年代，至今已经取得了一些成就。但是由于资本主义制度的限制，国外的健康管理模式也存在难以避免的问题。这里分别以美国、芬兰、日本三国的健康管理现状及模式为例展开分析。

1. 美国的健康管理模式

健康管理这一概念最早由美国密歇根大学的埃丁顿（Edingtond）博士在 1978 年提出[①]，旨在满足大众对健康生活的需求。作为最早实行健康管理的国家，美国不仅将目光放在主要为非健康人群服务的昂贵的"诊断和治疗"系统上，而且更加关注为健康和非健康人群服务的健康维护和管理系统，积极弥合预防与临床之间的裂痕，通过高度的信息化以及共享化以便能够为个体提供连续的、一体化的健康管理服务。其主要通过医疗集团与保险机构的合作来完成对人们的健康管理，政府则承担着宏观政策制定者的身份。美国的健康管理发展迅速，一直处于世界领先水平，几乎人人参与，覆盖面广。美国健康保险计划（American Health Insurance Program，AHIP）显示，90% 的受保人现在都已参与某种形式的健康管理。

---

① Edingtond W, Louis Y, Ku Kul I et al., "Recent Trends in the Development of Health Management," *Health Management Research*, 76 (2001): 140 – 147.

健康管理理念也已成为人们的基本意识。通过实施健康管理,美国人的胆固醇水平下降了2%,高血压水平下降了4%,冠心病发病率下降了16%。[①]

存在的问题有:政府、企业、医疗机构、健康管理公司等没有形成有机整体,造成资源的利用效率降低;同时,缺乏相应的监管措施,易引起保险机构的恶意竞争,从而造成普通人利益的损失。

2. 芬兰的健康管理模式

芬兰从20世纪70年代开始逐步探索出一种独特的模式——社区健康管理模式。芬兰的健康管理模式非常依赖基层社区卫生服务系统,例如,通过社区来改变人们的饮食习惯,从而降低人群的胆固醇水平。无论是媒体宣传,还是与食品行业的合作,抑或是农业改革,都通过社区开展,政府主要负责对健康管理项目的评估及监测。芬兰的健康管理模式是一种通过改变国民生活习惯、发挥社区卫生服务组织功能、从源头上降低疾病危险因素而达至健康的新型健康管理模式。这一模式来源于对慢性病的防治,此后进一步推广到对许多生活方面的干预。它通过发挥社区卫生服务的作用,改善了当地人口的健康状况。1969~2001年,芬兰全国的心血管疾病死亡率从450/10万人下降到约150/10万人。[②]

存在的问题有:社区作为所有措施的具体实施者,并不能有效地统筹社会资源,致使健康管理的效果受到限制;同时,缺乏相关专家的指导,使社区居民遇到的大部分问题无法得到及时解决,长此以往,使得依从性逐渐降低,故而该模式对居民的健康促进效果不够显著。

---

① 张阅、吴建国、卢建华等:《国外健康管理对我国疾病管理的启示》2011年第3期;States Turn to Managed Care to Constrain Medicaid Long-Term Care Costs(USA: US Department of Health and Human Service, 2014), https://innovations. ahrq. gov/perspectives/states-turn-managed-care-constrain-medicaid-long-term-care-costs。

② Puska P., "Successful Prevention of Non-communicable Diseases: 25 year Experiences with North Karelia Project in Finland," *Public Health Medicine*, 4 (2002): 5-7.

3. 日本的健康管理模式

日本的健康管理始于 1959 年，它首先实行多类型的医疗保险制度，然后再向单一制度转变。围绕主要健康问题开展"有病早医，无病早防"，随后职业健康管理从"银色健康计划"（Silver Health Plan，SHP）逐步发展到"全面健康促进计划"（Total Health Promotion Plan，THP）。现在，日本的健康管理模式涵盖健康的各个环节，包括健康调查、体检、体检后评估、健身活动和健康教育等。各市、町、村政府负责组织对全体国民进行健康调查；医院、保健所等医疗机构具体负责体检和体检后评估；日本政府通过媒体宣传，营造全民健身氛围，使健身活动成为全民性自身健康管理的一部分；日本的健康教育贯穿整个健康管理过程，通过健康知识教育，为国民普及常见病的预防知识。日本将健康管理列入相关法律，这是日本健康管理措施得以有效实施的重要保障。[①] 日本在疾病预防与国民健康管理方面取得了显著成就，其国民平均寿命达到83 岁，位居世界第一。

（二）我国健康管理的现状及模式分析

近年来，针对老年人的健康管理模式如雨后春笋般层出不穷，然而大部分的模式都无法取得满意的效果。本文从多方面分析了目前我国的健康管理模式及其存在的问题。

尽管"治未病"是中国传统医学的最高理念，但是健康管理作为一门新学科和新行业，在中国出现还不到 15 年。[②] 我国的健康管理起步较晚，从宏观角度来看，无论是理论研究还是实践研究，都还处于初级阶段，与发达国家相比，我国的健康管理事业还存在较

---

① 符美玲、冯泽永等：《发达国家健康管理经验对我们的启示》，《中国卫生事业管理》2011 年第 3 期。
② 苗蕾、王家骥：《我国目前开展健康管理的 SWOT 分析》，《中国卫生事业管理》2010 年第 3 期。

大的差距。目前,我国的健康管理模式主要有以下几种。

1. 体检管理模式

体检管理模式是以体检中心为基础的健康管理模式,它通过让人群到医院体检,进而提供全方位的健康资料,对健康状况做出评估,从而建立完整的健康档案。

存在的问题:学科理论不系统,体检项目设计不科学,后续健康管理不完善,与各类专科疾病交流不充分;同时,在实践中发现,很多老年人在拿到体检结果后由于没有受到医生相关的指导建议,生活方式并没有改变,因此后续的体检结果也没有好转。故而,本研究特别注重在实施健康管理过程中体检医生对老人健康情况的反馈。

2. 以社区为基础的健康管理模式

以社区为基础的健康管理模式以社区为主体,通过收集相关信息,定期对社区居民的健康状况进行评价,建立健康档案,并据此进行个性化的行为干预。

存在的问题:虽然能针对每个人的危险因素实施因人而异的管理,但缺少定期随访、专家咨询以及对相关心理方面管理等的监督强化措施;同时,老人会遇到此类问题,即尽管自己的身体状况有所改善,但是对邻里之间流传的"偏方"等治病方法感到迷茫,不知如何辨别,希望得到专家的指导;此外,老人也表示出对疾病的忧虑和担心。

3. 全面健康管理模式

健康管理公司开展的面向个人的健康管理模式,通过对个人和群体健康危险因素进行全面监测、分析、评估,并且结合医疗保健服务与信息技术手段,进而有效地预测个体在未来几年内患上各种慢性病的概率,为个人和群体提供具有针对性的健康指导。

存在的问题:健康管理公司往往因其自身的趋利性,无法针对管理对象的个体化特点实施有效管理;同时,健康管理公司内部的管理人员专业素养不高，继而导致这种模式在分析评估等环节上方法的不合理。

4. 保险管理模式

这是健康保险公司实施的健康管理服务模式。以中国人民健康保险股份有限公司为例，其采用"健康保障＋健康管理"的新型经营模式以预防慢性疾病的发生，同时控制和降低医疗费用，从而达到提高客户生活质量的目的。[①]

存在的问题：目前我国的保险市场存在买方垄断、竞争过度的现象，同时缺少统一的行业标准，监管混乱；此外，由于保险本身的局限性，对于没有参保的人群或是保险条例外的疾病，都无法进行有效的管理。

三 "共同参与型"老年糖尿病患者健康管理模式的构建与特点

（一）"共同参与型"老年糖尿病患者健康管理模式的构建

在构建"共同参与型"老年糖尿病患者健康管理模式中，为了老年糖尿病患者健康管理的顺利实施，需要改革我国的医疗卫生体制，构建健康管理网络信息平台，提高社区卫生服务效率，将健康管理与医疗保险相结合。为此，本文提出构建"以人为本"的由政府治理下的医院、社区、专家、志愿者、老年人、家庭等多方联合构建的政府卫生部门的健康管理治理体系，老年人健康管理运作体系和老年人健康管理医疗体系构成的"共同参与型"老年糖尿病患者健康管理新模式（见图2）。

---

① 刘艳飞：《健康管理服务业发展模式研究》，博士学位论文，上海社会科学院，2016，第188页。

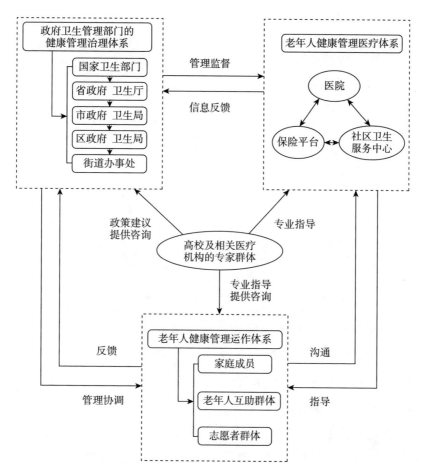

图 2　"共同参与型"老年糖尿病患者健康管理模式体系构建

（二）"共同参与型"老年糖尿病患者健康管理模式的构成要素与特点

1. 政府卫生管理部门的健康管理治理体系

由图 3 可知，国家与各级地方政府的卫生管理部门着力从医疗卫生体制和健康管理的政策供给对"健康管理"进行宏观调控，以提供社会保障，改善民生。

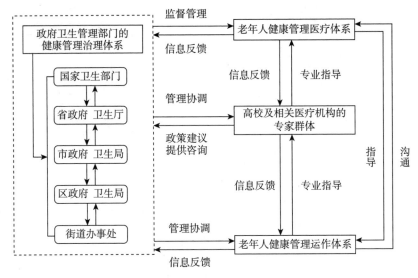

图 3 政府卫生管理部门的健康管理治理体系

2. 老年糖尿病患者健康管理运作体系

由图 4 可知，该体系由高校及相关医疗机构的专家群体、志愿者群体、老年糖尿病患者互助群体以及家庭等社会力量支持共建，以保证健康管理的推广普及。

（1）高校及相关医疗机构的专家群体。对志愿者给予老年糖尿病患者健康管理的技术性支持；开展社区健康教育讲座，对老年糖尿病患者的生活方式进行干预，目的在于传授知识，内容包括释义健康改善行动指南，培训糖尿病季节性预防、控制的相关知识并发放健康自我监测表；向老年糖尿病患者发放自我管理卡片，鼓励老年糖尿病患者定期测量 BMI 及血糖的相关指标，并将其记录于自我管理卡片中，形成一种良好的自我管理氛围，使老年糖尿病患者树立健康意识，依从良好的生活方式，建立自我管理的知识基础。

（2）志愿者群体。对老年糖尿病患者进行电话随访；给予老年糖尿病患者社区医院专业人员联系方式，便于及时帮助他们解答遇到的疑惑；每月一次专人电话跟踪或登门随访，了解老年糖尿病患者实时的饮食、运动、心理情况，并检测老年糖尿病患者的疾病治

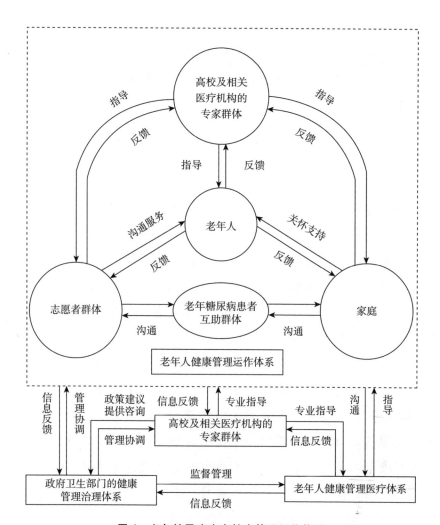

图 4　老年糖尿病患者健康管理运作体系

疗情况，便于及时发现问题，提醒、纠正和监督他们的生活中的不良行为，主动解答他们生活中遇到的问题，督促他们将相关健康知识用于日常生活，养成良好的生活方式。同时，为健康教育讲座的开展、老年人健康活动的举行等进行策划，联系准备场地，联系老年糖尿病患者参加，了解他们对活动需要和建议等。

此外，还要设计、制作并发放《老年人健康行为手绘本》，向老年糖尿病患者普及健康相关知识，从饮食、运动、行为、心理等方面给予科学、合理的建议和指导，帮助老年糖尿病患者采取行动，纠正不良生活习惯，从而达到控制糖尿病病情并预防其他疾病的目的；健康资料要做到图文并茂，并附有健康生活方式口诀，以便于记忆。

开设老年人微信健康订阅号，定期推送与当下时节相关的糖尿病预防、诊断以及治疗控制的相关知识，与老年糖尿病患者互动，了解活动反馈信息，提高志愿者服务的内容质量。

（3）老年糖尿病患者互助群体。健康教育讲座结束后留出一定时间让老年糖尿病患者进行小组讨论，使其分享信息、观念等，充分发挥糖尿病患者同伴教育的作用。老年糖尿病患者之间的互相交流，不仅能促进身体健康，也利于提高社会交往能力和心理健康。此外，老年糖尿病患者之间既可以交流病情，也可以交流其他慢性疾病的早预防和早发现。

（4）家庭。在进行电话访谈的过程中，志愿者有机会联系到老人的家人，通过与其家人的沟通，不仅能深入了解老年糖尿病患者的健康状态，也能指导老年糖尿病患者的生活方式。此外，通过志愿者组织活动可以加强老年糖尿病患者与家人的联系，如教会老年人通过微信与子女联系，开展带小孩的老人之间的活动，增强家人的情感支持，促进老年糖尿病患者身心健康。

3. 老年糖尿病患者健康管理医疗体系

由图 5 可知，该体系由医院、社区卫生服务中心和与老年人健康管理相关的社会医疗保险/商业健康保险平台建设组成，目的是建立个性化的全国性健康管理网络信息平台，完善贯通医学库、生物信息数据库、电子病例系统、研究机构共享机制、医学专家库等，实现对个人终身的健康管理、健康跟踪、健康促进以及健康数据的二次开发。

（1）医院。开展社区义诊等形式，给予老年糖尿病患者生理、心理以及社会方面的指导；培训社区卫生服务人员；对志愿者进行专门指导。

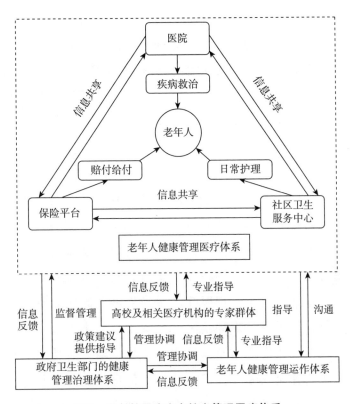

图 5 老年糖尿病患者健康管理医疗体系

（2）社区卫生服务中心。搜集老年糖尿病患者健康信息；对糖尿病患者进行病情检测、记录，提供双向转诊服务；与上级医院保持联系，交流老年糖尿病患者健康促进知识与经验，反馈卫生服务需求；定期开展老年糖尿病患者健康教育和健康促进活动；为志愿者提供老年人健康活动场所。

（3）与老年糖尿病患者健康管理相关的社会医疗保险/商业健康保险平台建设。提高社会保障对老年人健康管理相关的门诊慢性病、门诊特殊病种的支持水平；引入相关的商业健康保险，以解决健康管理筹资困难问题，促进普及老年糖尿病患者健康管理，注重预防、保健和康复，提高老年糖尿病患者的生命质量。

在健康管理医疗体系中，高校及相关医疗机构专家定期举办的医疗讲座，有助于老年糖尿病患者互助群体及其家属得到更多的医疗教育，使其主动参与健康管理，同时也能广泛宣传相应的医疗知识。此外，志愿者通过对老年糖尿病患者及其家属进行电话随访，收集老年糖尿病患者身体近况的相关信息，为其建立健康档案，作为进一步实施健康管理措施的参考，有利于督促老年糖尿病患者养成良好的生活方式。

此外，在"共同参与型"老年糖尿病患者健康管理新模式中，政府卫生管理部门的健康管理治理体系、老年糖尿病患者健康管理运作体系和老年糖尿病患者健康管理医疗体系三者并非毫不相关，而是一个有机且立体的整体。以政府为主导的健康管理治理体系提供保障及财政支持，其作用体现为支持、监督健康管理产业，并且处理反馈信息。而健康管理医疗体系作为整个健康管理模式中承上启下的一环，其任务是贯彻落实国家政策，提供专业医疗服务，对老年糖尿病患者互助群体及家属进行指导，培训志愿者；同时，为老年糖尿病患者建立健康档案，并将其信息化、共享化。健康管理运作体系则致力于参与健康管理模式的实施，保证体系运行质量。此外，老年糖尿病患者健康管理医疗体系和老年糖尿病患者健康管理运行体系将实施过程遇到的问题及不足及时向政府卫生管理部门的健康管理治理体系反馈。例如，高校及相关医疗机构的专家、医生作为政府的"智囊团"，及时向政府提出对政策进行改进的建议。

四 讨论

糖尿病作为一种不可治愈的慢性疾病，与长期的不良生活方式密切相关，它的各种急性、慢性并发症严重影响患者的生活质量。虽然糖尿病不可治愈，但是老年人可以通过改善生活方式来控制血糖，减少各种并发症的发生。

本文发现，首先，通过健康管理对健康行为方式的倡导，不仅可以帮助患病老年人建立健康行为，还可改变高危人群的不良生活方式以预防疾病的发生。① 这也与黄光宇等人②的研究成果有着相似之处。

其次，通过健康生活方式的推广行动，可以提高老年糖尿病患者的健康知识、健康行为以及健康技能的具备率。老年糖尿病患者可通过定期监测血压血糖，及时了解其血压及血糖水平，帮助医生进行指导用药。加强锻炼、改善不良生活方式、合理饮食、科学用药都可提高老年糖尿病患者的身体健康水平，减少其就诊次数。同时，朱芬③的研究也表明，完善的护理干预对改善老年糖尿病患者的病情非常重要；同伴教育在老年糖尿病患者自我管理中的作用不容忽视，通过定期组织同伴教育活动，可显著提高社区老年糖尿病患者的自我管理水平。这也与李桂玲等人④的研究存在着相同之处。

此外，本文认为，家庭支持在健康管理中的重要地位同样不可忽视。老年人虽然在社会活动中的参与能力有所下降，但是依然是社会不可忽视的一个群体，不仅需要物质上的关心，更需要精神上的关注。让老年人感受到家庭的存在感与社会的归属感，对他们的健康是极为重要的。尤其是对于老年糖尿病患者而言，可有效减少其焦虑及紧张的程度。上述结论与熊必俊、吕相康⑤的研究结果相似。此外，孙胜男等人⑥的研究也表明，老年糖尿病患者的抑郁程

---

① 肖柳红、钟华苏、王育珊：《老年人生活方式与健康的相关因素与社区卫生服务对策》，《中国老年学杂志》1999 年第 4 期。

② 黄光宇、钟澈、曾肖连等：《健康生活方式提高中老年人健康素养的效果》，《中国校医》2016 年第 2 期。

③ 朱芬：《社区护理干预在老年糖尿病患者中的应用效果》，《中国现代药物应用》2016 年第 4 期。

④ 李桂玲、李彩福：《同伴支持教育对社区糖尿病老年人自我管理能力的干预效果评价》，《当代医学》2015 年第 31 期。

⑤ 熊必俊：《老年人参与社区活动益于提高生活质量》，《中国老年报》2005 年 4 月 20 日，第 6 版；吕相康：《论文化活动对老年人心理健康的促进功能》，《黄石理工学院学报》（人文社会科学版）2009 年第 2 期。

⑥ 孙胜男、赵维纲、董颖越等：《糖尿病患者自我管理现状及影响因素分析》，《中华护理杂志》2011 年第 3 期。

度影响其血糖监测。因此，关注老年糖尿病患者的心理变化，及时
对其进行疏导，同时提供必要的来自家庭、社会以及糖尿病同伴的
支持，可有效改善老年糖尿病患者的健康状况。

（责任编辑：肖世伟）

《中国卫生管理研究》稿约

《中国卫生管理研究》由南京大学卫生政策与管理研究中心主办，顾海教授主编，每年分春、秋两季号，由社会科学文献出版社出版。本集刊将秉承"理论与实践相结合，为卫生改革与发展服务"的办刊宗旨，将理论探讨和实证研究相结合，倡导科学、严谨、规范的研究方法，发表具有实践创新性和较高学术价值的原创性研究论文。

竭诚欢迎国内外从事卫生管理工作与研究的学者踊跃投稿。对所有来稿实行匿名评审制度，如决定刊用来稿，编辑部将在两个月内予以答复。两个月后未接到用稿通知者，可自行处理稿件，编辑部将不再另行通知，切勿一稿多投。

投稿体例要求

一、投稿须提交 word 格式电子文本。

二、本刊发表的文章包括原创性的理论、计量和经验研究文章，论文长度一般在 1 万~1.5 万字，要求必须是未发表的稿件。

1. 稿件的封面页应该包括以下信息：

（1）文章标题；（2）所有作者姓名（中英文）、单位（中英文）、电话号码和电子邮件，并指明通信作者及其通信地址；

（3）感谢语（如有的话）。注意：稿件封面页的信息除文章标题外请不要在稿件正文中重复。

2. 稿件的第一页应提供以下信息：

（1）文章标题；（2）中文摘要（不超过 200 字）；（3）至少三个中文关键词；（4）文章的英文标题；（5）英文摘要。

3. 文章正文的标题、表格、图、等式以及脚注必须分别连续编号。

一级标题用一、二、三等编号，二级标题用（一）、（二）、（三）等，三级标题用 1.、2.、3. 等，四级标题（1）、（2）、（3）等。

4. 每张图必须达到出版质量，并排版在单独的一张纸上。行文中标明每张图的位置。

5. 参考文献请务必采用以下脚注格式：

脚注 - 编码制	作者应当在正文中用圈码序号（①②③……）标注文献的顺序，同一个编码下可以有不同种引用文献，文献之间用分号隔开。中国作者名按照"姓名"（中间没有空格）的顺序排列，外国作者中文译名按照"名·姓"（如卡尔·马克思）的顺序排列，外国作者原名按照"名姓"（中间有空格，如 Karl Marx）的顺序排列。同本书或同篇文章多个作者之间，中文作者名间用顿号隔开，英文作者名间用逗号隔开。如果通篇文章或者同本书共同作者超过四个，则可用"等"（英文为 et al.）来缩写。
专著	许毅等：《清代外债史论》，中国财政经济出版社，1996，第 96 页。 刘少奇：《论共产党员的修养》（第 2 版修订本），人民出版社，1962，第 76 页。 Michael Pollan, *The Omnivore's Dilemma: A Natural History of Four Meals*, New York: Penguin, 2006, pp. 99 – 100.
文集	杜威·佛克马：《走向新世界主义》，载王宁、薛晓源编《全球化与后殖民批评》，中央编译出版社，1999，第 247 – 266 页。 John D. Kelly, "Seeing Red: Mao Fetishism, Pax Americana, and the Moral Economy of War," in *Anthropology and Global Counterinsurgency*, ed. John D. Kelly et al. Chicago: University of Chicago Press, 2010, p. 77.
杂志	楼继伟：《中国经济最大潜力在于改革》，《求是》2016 年第 1 期，第 24 ~ 26 页。 Joshua I. Weinstein, "The Market in Plato's Republic," *Classical Philology*, 104 (2009): 440.
报纸文章	鲁佛民：《对边区司法工作的几点意见》，《解放日报》1941 年 11 月 6 日，第 3 版。

　　三、来稿请写明作者姓名、性别、工作单位、职称、通信地址、邮编、来稿字数。稿件电子版请寄至编辑部电子邮箱。编辑部地址：南京汉口路 22 号南京大学逸夫管理科学馆，210093；电子邮箱：ghai1008@ nju. edu. cn；编辑部电话：025 - 83686128；联系人：尤华。

Research on Chinese Health Management

2017 No. 1, Issue 2

Table of Contents & Abstracts

Abstract: As the strategy of Healthy China became a national one, its strategic theme of "jointly building and benefiting for the health of all people" has put forward new requirements for the development of public hospitals. By analyzing the implementation background and specific content of Healthy China Strategy, grasping its strategic orientation and specific requirement for the development of public hospitals and taking into account the practice of "Medical Consortium makes hospital thriving and prosperous" strategy of Jiangsu Province Hospital, the First Affiliated Hospital with Nanjing Medical University, this paper illustrates how public hospitals could facilitate the implementation of Healthy China Strategy from aspects of radiating medical resources, perfecting the system of prevention, treatment and rehabilitation and covering full life circle.

Key words: Healthy China; radiation of medical resources; system of prevention; full life circle

Study on the Development Pattern of Pharmacy Departments in Tertiary Public Hospitals under the Integrated Health Care Reform

Peng Yu-zhu / 15

Abstract: Alongside the development of pharmacy, the steady progress of city public hospitals' integrated reform, and the implement of zero mark-up of medicines policy, pharmacy departments of large comprehensive hospitals are encountered with many huge challenges, such as being transformed into cost center from profit department, uncertainty of subject prospect, etc. Taking the affiliated drum tower hospital of Nanjing University medical school as an example, this paper analyzes the hospital's operation status and the disciplines transformation pattern before and after the implement of zero mark-up of medicines policy. To establish a new model of medicine purchasing, management and distribution on the basis of close hospital—enterprise cooperation, hospitals should accelerate the role orientation and function transformation of pharmacy, strengthen personnel training and improve the supporting policies. By taking those tactics, the service value of pharmacy would be enhanced, the connotation of pharmacy discipline be promoted and the strength of pharmacy be strengthened. These would be conducive to the successful transformation of pharmacy.

Key words: integrated health care reform of public hospitals; zero mark-up of medicines; development of pharmacy disciplines

An Evolutionary Game Analysis of Vertical Integrated of Health Services in Rural and Township Levels

Wei Ming-jie, Qian Dong-fu / 35

Abstract: For the interaction between country hospitals and township hospitals in vertical integration reform, the evolutionary process of decision is discussed based on the evolutionary game theory. In the paper, an asymmetric evolutionary game model between country hospitals and township hospitals is established to study the behavioral characteristics of stakeholders in vertical integration reform. Behavioral evolutionary law of stakeholders turns out that according to the replicator dynamics equation, evolutionarily stable strategy is analyzed, and the related influencing factors are also considered. The results show that the evolutionarily stable strategy of country hospitals and township hospitals is affected by the initial states of the rural health system, the cost of integration reform of government, the income of integration, the punishment of country hospitals and township hospitals. The implementation of vertical integration reform will be promoted by strengthening the cost of integration reform of government, reducing the cost of organization, increasing the income of vertical integration, tightening supervision and punishment to hospitals, which contributes to the improvement of rural health service system.

Key words: rural healthcare; vertical integration; evolutionary game; country hospitals; township hospitals

The Comparative Analysis of The Medical Union Model

Xiao Jun-hui, Wu Zhou-song, Su Jian-yun, Yang Yun-bin, Wang Na / 58

Abstract: As the developing progress of the new medicare reform, the Medical Union has become the hot topic in the medical system reform. In this thesis, there are four existing Medical Union modes. They are Shanghai as the represents of loosely-knit Medical Union, Shengyang in Liaoning Province as the represent of Semi-tightly-knit Medial Union, Zhenjiang in Jiangshu Province as the represent of tightly-knit Medial Union, and Nanhua hospital of Hengyang in Hunan Province as the represent of Internet plus Medical Union. We'll introduce their main situations, compare and analyse their relation link, organization characteristics, advantages and the existing problems.

Key words: medical union model; tightly-knit; semi-tightly-knit; loosely-knit; internet plus

Study on the Health System Responsiveness of Class 3 Hospitals Based on the Perspective of the Demander: *Investigating on the City Z*

Guo Zhen-you, Ma Ming-xia / 73

Abstract: To analysis the health system responsiveness and its influencing factors of class 3 hospital based on the perspective of the demander, through the multi-stage random sampling method to select 500 inpatients from class 3 hospitals in city Z, and investigated them by questionnaire named key informant survey. The score of responsiveness of class 3 hospital was 6. 49, and the dignity, autonomy, confidentiality, communication, timely attention, social support, infrastructure and selective was respectively 6. 56、5. 73、5. 70、7. 74、5. 59、7. 50、6. 94、5. 89. The distribution index of the responsiveness was 0. 988. The results of the Logistic regression showed that age, residence, income, social medical insurance, education, marriage, urban or country, etc influenced every item of the responsiveness. The influencing factors of the total responsiveness included age, social medical insurance, dignity, autonomy, confidentiality, communication, timely attention, social support, infrastructure, selective and residence. The status of the level and the distribution of the responsiveness was not optimistic. We should dispose the high quality medical resources reasonably, consummate the system of grading diagnosis and treatment, strengthen information construction, optimize the medical treatment process, combine the standardization and personalize diagnosis and treatment to improve the health system responsiveness continuously.

Key words: hospital; inpatient; health system responsiveness

Assessment on Research Status of Health Policy and Management in China Based on Literature Metrology

Xu Ai-jun, *Ma Yun*, *Jiang Lu-juan* / 95

Abstract: This paper aims to investigate and evaluate the research status of health policy and management in China using the structured program and method. All literatures included in "Chinese Health Service Management", "Chinese Health Economics", "Chinese Journal of Hospital Administration" in 2015 are classified and analyzed based on the authors, research institutions, keywords, paper types, data sources, funding and source columns with literature metrology and CiteSpace software. The results show these researchers in health policy and management like to cooperate but cooperation scope is a little small. These literatures focus on hot issues with many repetitions. They are fully funded and written based on a wide range of data sources. They are analyzed with simple statistic method and most of them are categorized into normative, descriptive or empirical study. To promote this discipline of health policy and management, this paper suggest to further expand the research cooperation scope, cover more topics, strengthen theoretical innovation and do more empirical research.

Key words: health policy and management; literature metrology; research status

International Experience of Dual Practice and Its Implication for China

Xu Biao, *Shi Wen-zhu* / 110

Abstract: Dual practice broadens physicians' latitude to choose hospitals, which is an important method for allocation effectiveness of medical resources. It's already a mature policy abroad. However, policy objectives, contents, interventions of dual practice vary across countries due to the medical regime differences. This paper introduces the policy contents and government intervention of various countries, and summarizes research results in three aspects: resource allocation, service quality and welfare influence. We hope the paper renders implication for policy pilot in China, and points out the future research direction.

Key words: dual practice; government intervention; policy evaluation

Exploration of the Healthy and Sustainable Development Goal for Private Hospitals under the Plan for Healthy China

Fan Hong ╱ 130

Abstract: Although there were a number of policies which aimed to support the private hospitals in recent years, they still encountered a variety of resistance from both professional and civil groups from beginning in China. It is difficult to change the situation of congenital deficiency. It is an important issue that how to make a breakthrough for private hospitals to maintain the sustainable development. In 2016, the government reviewed and approved the plan for a Healthy China 2030, which offers a new opportunity for the development of private hospitals. Based on the comprehensive analysis of current situation and existing problem, taking the private hospitals in Nanjing as an example, this study attempts to explore the healthy and sustainable development path for private hospitals under the plan for Healthy China. It is vital to provide the theoretical references for the improvement of private hospitals.

Key words: healthy China; private hospitals; healthy and sustainable goal

Calculating The Financing Standard of Urban Residents Basic Medical Insurance: Based on the Different Financing Mode

Xu Wei, Du Wen-wen, Cao Jing-jing, Gao Nan / 146

Abstract: Aiming at the influence of the different financing mode, the issue takes Jiangsu province as example and based on the insured population structure, combined with the level of disposable income, expenditure for medical treatment and compensation ratio, modeling calculation appropriate financing standard of accounting on the cash basis; part of the cumulative fund raising mode respectively. The results of the empirical analysis with the example of Jiangsu province showed that in the accounting on the cash basis and reserve rate financing mode, the financing standard and premium rate should be increased year by year, and higher than the actual level of funding; in the ladder payment mode part accumulation system, financing standards improve year by year, the contribution rate can be adjusted in 2% −5% , the cumulative surplus rate is appropriate.

Key words: the urban resident basic medical insurance; accounting on the cash basis; part of the cumulative; the financing standard

The Mutual-Participation Health Management Model for Diabetes Elderly Patients

Zhao Xin-yu, Ma Chao / 165

Abstract: In the face of the increasingly serious population aging, how to apply the limited medical security resources to enhance the physical health of the elderly has become the focus of the community. At the same time, the number of elderly patients with diabetes continues to increase which brings a heavy financial burden. Therefore, exploring a health management model is imminent in order to meet the needs of elderly patients with diabetes. On the basis of a lot of literature reading, this paper builds up the health management model of "The Mutual-Participation" for elderly patients with diabetes by drawing on the advanced experience of China and abroad and improving its existing problems.

Key words: mutual-participation; elderly patients with diabetes; health management

Call for Papers / 183

图书在版编目（CIP）数据

中国卫生管理研究. 2017 年. 第 1 期：总第 2 期／顾
海主编. -- 北京：社会科学文献出版社，2017.5
ISBN 978 - 7 - 5201 - 0598 - 9

Ⅰ.①中⋯ Ⅱ.①顾⋯ Ⅲ.①卫生管理 - 研究 - 中国
Ⅳ.①R199.2

中国版本图书馆 CIP 数据核字（2017）第 070845 号

中国卫生管理研究　2017 年第 1 期　总第 2 期

主　　编／顾　海

出 版 人／谢寿光
项目统筹／佟英磊
责任编辑／佟英磊　肖世伟 等

出　　版／社会科学文献出版社·社会学编辑部（010）59367159
　　　　　地址：北京市北三环中路甲 29 号院华龙大厦　邮编：100029
　　　　　网址：www.ssap.com.cn
发　　行／市场营销中心（010）59367081　59367018
印　　装／三河市东方印刷有限公司
规　　格／开　本：787mm × 1092mm　1/16
　　　　　印　张：12.25　字　数：166 千字
版　　次／2017 年 5 月第 1 版　2017 年 5 月第 1 次印刷
书　　号／ISBN 978 - 7 - 5201 - 0598 - 9
定　　价／58.00 元

本书如有印装质量问题，请与读者服务中心（010 - 59367028）联系

▲ 版权所有 翻印必究